軟部腫瘍
診療ガイドライン 2020

改訂第3版

監修

日本整形外科学会

編集

日本整形外科学会診療ガイドライン委員会
軟部腫瘍診療ガイドライン策定委員会

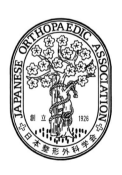

南江堂

軟部腫瘍診療ガイドライン 2020（改訂第 3 版）策定組織

監 修
　日本整形外科学会

編 集
　日本整形外科学会診療ガイドライン委員会
　軟部腫瘍診療ガイドライン策定委員会

診療ガイドライン 2020（第 3 版）策定組織

＜日本整形外科学会＞

理事長	松本　守雄	慶應義塾大学 教授

＜日本整形外科学会診療ガイドライン委員会＞

担当理事	山下　敏彦	札幌医科大学 教授
委員長	石橋　恭之	弘前大学 教授
アドバイザー	吉田　雅博	国際医療福祉大学 教授，日本医療機能評価機構

＜軟部腫瘍診療ガイドライン策定委員会＞

委員長	川井　章	国立がん研究センター中央病院	［日本整形外科学会］
委員	阿江　啓介	がん研有明病院	［日本整形外科学会］
	秋山　達	自治医科大学附属さいたま医療センター	［日本整形外科学会］
	荒木　信人	市立芦屋病院	［日本整形外科学会］
	尾﨑　敏文	岡山大学	［日本整形外科学会］
	河野　博隆	帝京大学	［日本整形外科学会］
	国定　俊之	岡山大学	［日本整形外科学会］
	角　美奈子	東京都健康長寿医療センター	［日本医学放射線学会］
	高橋　俊二	がん研有明病院	［日本臨床腫瘍学会］
	田仲　和宏	大分大学	［日本整形外科学会］
	筑紫　聡	愛知県がんセンター	［日本整形外科学会］
	中　紀文	大阪国際がんセンター	［日本整形外科学会］
	西田　佳弘	名古屋大学	［日本整形外科学会］
	宮地　充	京都府立医科大学	［日本小児血液・がん学会］
	山本　憲男	金沢大学	［日本整形外科学会］
	吉田　朗彦	国立がん研究センター中央病院	［日本病理学会］
	米本　司	千葉県がんセンター	［日本整形外科学会］
作成方法論担当委員	吉田　雅博	国際医療福祉大学 教授，日本医療機能評価機構	
	岩田慎太郎	国立がん研究センター中央病院	

<システマティックレビューチーム> （五十音順）

浅野　尚文	慶應義塾大学	［日本整形外科学会］
阿部　哲士	帝京大学	［日本整形外科学会］
有泉　高志	新潟大学	［日本整形外科学会］
池上　政周	東京大学	［日本整形外科学会］
市川　二郎	山梨大学	［日本整形外科学会］
伊藤以知郎	静岡がんセンター	［日本病理学会］
岩田慎太郎	国立がん研究センター中央病院	［日本整形外科学会］
上田　孝文	大阪医療センター	［日本整形外科学会］
内橋　和芳	九州労災病院	［日本病理学会］
梅田　雄嗣	京都大学	［日本小児血液・がん学会］
浦川　浩	名古屋大学	［日本整形外科学会］
遠藤　宏治	米子医療センター	［日本整形外科学会］
大島　和也	ベルランド総合病院	［日本整形外科学会］
鴨田　博人	千葉県がんセンター	［日本整形外科学会］
川﨑　元敬	高知大学	［日本整形外科学会］
菊地　良直	帝京大学	［日本病理学会］
北川　泰之	日本医科大学	［日本整形外科学会］
城戸　顕	奈良医科大学	［日本整形外科学会］
五木田茶舞	埼玉県立がんセンター	［日本整形外科学会］
斎藤　雄弥	東京都立小児総合医療センター	［日本小児血液・がん学会］
紫藤　洋二	浜松医科大学	［日本整形外科学会］
篠田　裕介	東京大学	［日本整形外科学会］
末原　義之	順天堂大学	［日本整形外科学会］
菅原　正登	山形大学	［日本整形外科学会］
杉田真太朗	札幌医科大学	［日本病理学会］
杉原　進介	四国がんセンター	［日本整形外科学会］
須佐美知郎	防衛医科大学校	［日本整形外科学会］
鈴木　賀代	富山大学	［日本整形外科学会］
田地野崇宏	南東北福島病院	［日本整形外科学会］
土屋　邦彦	京都府立医科大学	［日本小児血液・がん学会］
當銘　保則	琉球大学	［日本整形外科学会］
中谷　文彦	国立がん研究センター中央病院	［日本整形外科学会］
永野　昭仁	岐阜大学	［日本整形外科学会］
中村　知樹	三重大学	［日本整形外科学会］
中山ロバート	慶應義塾大学	［日本整形外科学会］
西田　淳	東京医科大学	［日本整形外科学会］
西村　俊司	近畿大学	［日本整形外科学会］
箱﨑　道之	福島医科大学	［日本整形外科学会］
畠野　宏史	新潟県立がんセンター	［日本整形外科学会］
早川　景子	がん研有明病院	［日本整形外科学会］
林　克洋	金沢大学	［日本整形外科学会］

平岡　弘二　　　久留米大学　　　　　　　　　　　　［日本整形外科学会］
福島　万奈　　　千葉大学　　　　　　　　　　　　　　　［日本病理学会］
藤本　卓也　　　兵庫県立がんセンター　　　　　　　［日本整形外科学会］
藤森　　淳　　　呉医療センター　　　　　　　　　　［日本整形外科学会］
保坂　正美　　　東北大学　　　　　　　　　　　　　［日本整形外科学会］
松原　孝夫　　　まつばら整形外科クリニック　　　　［日本整形外科学会］
宮城　道人　　　浜松医科大学　　　　　　　　　　　［日本整形外科学会］
村田　博昭　　　松下記念病院　　　　　　　　　　　［日本整形外科学会］
村松　慶一　　　山口大学　　　　　　　　　　　　　［日本整形外科学会］
山上　佳樹　　　香川大学　　　　　　　　　　　　　［日本整形外科学会］
吉田　雅博　　　愛知県がんセンター　　　　　　　　［日本整形外科学会］

＜ガイドライン作成事務局＞
　　　　岩田慎太郎　　　国立がん研究センター中央病院　　　［日本整形外科学会］

日本整形外科学会診療ガイドライン改訂にあたって

　診療ガイドラインとは，「医療者と患者が特定の臨床状況において，適切な診療の意思決定を行うことを支援する目的で系統的に作成された文章」である．わが国では，厚生省（当時）の医療技術評価推進検討会（1998〜1999年）の報告書を踏まえて，科学的根拠に基づく医療（evidence-based medicine：EBM）を普及させるためのひとつの方策として，エビデンスに基づく診療ガイドラインの策定が推進された．

　日本整形外科学会においては2002年に，運動器疾患診療におけるガイドラインの作成対象として，日常診療で遭遇する頻度の高い疾患および重要性が高いと思われる疾患の計11疾患を選定し，診療ガイドラインの作成を開始した．その後，対象とする疾患を増やし，現在までに17疾患の診療ガイドラインが出版あるいは公開され，新たに1疾患の診療ガイドラインの策定が進行している．

　診療ガイドラインの策定時には，最新のエビデンスを含めた客観性および信頼性の高い診療に資する情報が記載される．一方で，医療は日々進歩しているため診療ガイドラインはひとたび出版・公開された直後から，その内容が徐々に古くなっていく．診療ガイドラインは，最新の診断・治療そして医療制度に迅速かつ適切に対応することが求められており，またその策定方法自体も進化するため，定期的な改訂が必要である．

　日本整形外科学会では，運動器疾患診療に携わる他学会とも連携して，診療ガイドライン委員会ならびに各診療ガイドライン策定委員会の主導のもと，出版・公開された診療ガイドラインの改訂作業を順次進めてきた．本ガイドラインの改訂も，多くの先生方のご尽力により完成にいたった．本ガイドラインが整形外科診療の質のさらなる向上やEBMの実践・推進をもたらし，インフォームド・コンセントに基づく最適な治療法の選択に役立つことを祈念する．

2020年7月

日本整形外科学会理事長

松本　守雄

運動器疾患ガイドライン策定の基本方針

2011 年 2 月 25 日

日本整形外科学会診療ガイドライン委員長

１．作成の目的

　本ガイドラインは運動器疾患の診療に従事する医師を対象とし，日本で行われる運動器疾患の診療において，より良い方法を選択するためのひとつの基準を示し，現在までに集積されたその根拠を示している．ただし，本書に記載されていない治療法が行われることを制限するものではない．主な目的を以下に列記する．

1) 運動器疾患の現時点で適切と考えられる予防・診断・治療法を示す．
2) 運動器疾患の治療成績と予後の改善を図る．
3) 施設間における治療レベルの偏りを是正し，向上を図る．
4) 効率的な治療により人的・経済的負担を軽減する．
5) 一般に公開し，医療従事者間や医療を受ける側との相互理解に役立てる．

２．作成の基本方針

1) 本ガイドラインはエビデンスに基づいた現時点における適切な予防・診断と適正な治療法の適応を示すものとする．
2) 記述は可能な限りエビデンスに基づくことを原則とするが，エビデンスに乏しい分野では，従来の治療成績や理論的な根拠に基づいて注釈をつけた上で記述してもよい．
3) 日常診療における推奨すべき予防・診断と治療法をエビデンスに基づいて検証することを原則とするが，評価が定まっていない，あるいはまだ普及していないが有望な治療法について注釈をつけて記載してもよい．

３．ガイドラインの利用

1) 運動器疾患を診療する際には，このガイドラインに準拠し適正な予防・診断・治療を行うことを推奨する．
2) 本ガイドラインは一般的な記述であり，個々のケースに短絡的に当てはめてはならない．
3) 診療方針の決定は医師および患者のインフォームド・コンセントの形成の上で行われるべきであり，特に本ガイドラインに記載のない，あるいは推奨されていない治療を行う際は十分な説明を行い，同意を得る必要がある．
4) 本ガイドラインの一部を学会方針のごとく引用し，裁判・訴訟に用いることは本ガイドラインの主旨ではない．

４．改　訂

　本ガイドラインは，運動器疾患診療の新たなエビデンスの蓄積に伴い随時改訂を行う．

改訂第3版の序

　2012年に『軟部腫瘍診療ガイドライン』第2版が刊行されて以来，軟部腫瘍の診療においては，新たな薬剤の登場，種々の臨床試験の結果の公表など，診療の現場に大きな影響を与える様々な出来事が生じた．このような状況を受け，日本整形外科学会診療ガイドライン委員会を作成主体として軟部腫瘍診療ガイドライン策定委員会が設けられ，改訂第3版の作成が開始された．

　改訂にあたり，軟部腫瘍診療の第一線で活躍する整形外科専門医のなかから，策定委員およびシステマティックレビュー委員をできるだけ地域などに偏りがないよう日本整形外科学会・骨軟部腫瘍委員会で選出した．また，前版までは整形外科医のみが策定に関与したが，軟部腫瘍診療における集学的アプローチの重要性を鑑み，腫瘍内科，小児科，放射線科，病理科のスペシャリストの先生方にも新たに策定委員会・システマティックレビューチームに加わっていただき，多角的な議論・検討が可能なメンバー（策定委員会17名，システマティックレビューチーム52名）からなる執筆体制を整えた．

　実際の策定は，『Minds診療ガイドライン作成の手引き2014』および『Minds診療ガイドライン作成マニュアル2017』に準拠して行った．軟部腫瘍の疫学，組織分類，確立した治療法など，いわゆるBackground Questionは「疾患トピックの基本的特徴」としてまとめて解説した．軟部腫瘍の診療において，患者と医療者が行う意思決定の重要ポイントのなかから，患者アウトカムへの影響が大きいと考えられる重要臨床課題を選び，22のClinical Question（CQ）を選定した．すべてのCQにおいて新たに推奨と解説文を作成し，委員全員で議論を繰り返し行った．策定の方法から内容まで，まったく新たなガイドラインを作成するのと同等な非常に多くの労力を割いていただいた策定委員会，システマティックレビューチームの方々に心より感謝を申し上げたい．

　悪性軟部腫瘍（軟部肉腫）は発生部位も病理組織も多岐にわたる典型的な希少がんである．その診療は，十分な知識と経験を有する集学的診療チーム（multidisciplinary team：MDT）によって行われるべきであり，このガイドラインに則った治療といえども，決して非専門医による安易な診療を推奨するものではない．悪性軟部腫瘍の可能性が疑われるときには専門医へのコンサルトを行うことが強く推奨される．日本整形外科学会の「骨・軟部腫瘍相談コーナー」（https://www.joa.or.jp/jp/public/bone/index.html），あるいは，国立がん研究センターがん情報サービスの「四肢軟部肉腫情報公開専門病院」（https://hospdb.ganjoho.jp/rare/#top）などを参考にしていただきたい．

　本ガイドラインが，整形外科医のみならず，軟部腫瘍の診療にかかわる様々な分野・領域すべてのメディカルスタッフの意思決定に役立ち，わが国の軟部腫瘍診療の向上につながれば，これ以上の喜びはない．本ガイドラインが軟部腫瘍診療の"生きた指針"として広く活用されることを望んでやまない．

2020年7月

日本整形外科学会
軟部腫瘍診療ガイドライン策定委員会
委員長　川井　章

第2版発行時の編集

監　修
　日本整形外科学会

編　集
　日本整形外科学会診療ガイドライン委員会
　軟部腫瘍診療ガイドライン策定委員会

診療ガイドライン2012（第2版）策定組織
　＜日本整形外科学会＞
　　理事長　　　　　岩本幸英
　＜日本整形外科学会診療ガイドライン委員会＞
　　担当理事　　　　久保俊一
　　委員長　　　　　金谷文則
　＜軟部腫瘍診療ガイドライン策定委員会＞
　　委員長　　　　　尾﨑敏文
　　委員　　　　　　岡田恭司　　川井　章　　石井　猛　　西田佳弘　　平賀博明　　松本誠一
　　　　　　　　　　田仲和宏　　生越　章　　荒木信人
　　アドバイザー　　森本裕樹　　澤村千草
　＜査読協力者＞（順不同）
　　井須和男　　中山ロバート　山本康洋　　杉原進介　　小山内俊久　岩田慎太郎　星　　学
　　中田英二　　丹代　晋　　阿江啓介　　橋本伸之　　松田秀一　　阿部泰之　　小柳広高
　　秋末敏宏　　坂本昭夫　　加谷光規　　新井秀希　　中山富貴　　平岡弘二　　相馬　有
　　五木田茶舞　村田博昭　　熊谷謙治　　渡部琢哉　　畠野宏史　　下瀬省二　　瀬戸口啓夫
　　西田　淳　　川島寛之　　遠藤宏治　　半澤浩明　　保坂正美　　金森昌彦　　伊原公一郎
　　城山　晋　　田地野崇宏　山本憲男　　杉田　孝　　外堀　司　　土屋登嗣　　大野貴敏
　　国定俊之　　中俣岳晴　　柳澤道朗　　松下　廉　　川口洋治　　松延知哉　　鳥越知明
　　中島浩敦　　川崎元敬　　米田泰史　　穴澤卯圭　　中村知樹　　坂山憲史　　沼本邦彦
　　森口　悠　　藤本哲穂　　山田　聡　　家口　尚

改訂第2版の序

　2005年4月に「軟部腫瘍診断ガイドライン」が刊行されて以来すでに7年の歳月が経過した．その間，軟部腫瘍の診療の本幹には大きな変化はないものの，PETなどの新しい画像診断技術の進歩や遺伝子診断の普及などに加え，ガイドラインというものの性質上，常に一定期間ごとにup to dateされることが必要であることから，改訂版作成の必要性が求められてきた．日本整形外科診療ガイドライン委員会のもとに軟部腫瘍診断ガイドライン改訂委員会が設けられ，2009年1月から活動を開始した．

　改訂に当たり，現在軟部腫瘍の治療で活発に活動している整形外科専門医の中から，策定委員会のメンバー10人をできるだけ地域やグループに偏りがないように日本整形外科学会骨軟部腫瘍委員会で選定した．初版の「軟部腫瘍診断ガイドライン」では悪性軟部腫瘍の治療は専門家に一任すべきであるとの判断から，診断に関する領域のみを扱っていた．しかし策定委員会で改訂のコンセプトについて検討を行い，骨軟部腫瘍の専門家以外にも一般整形外科医や皮膚科医や形成外科医，腫瘍内科医，一般外科医，放射線科医など，悪性軟部腫瘍にかかわる可能性のある医師にも治療についての基本的な概念や方針について知識を提供する必要があること，また他領域の悪性腫瘍でも治療に関するガイドラインが作成されており同様の内容が求められていることから，治療に関する内容を新たに追加することとし，新たに「軟部腫瘍診療ガイドライン」として作成することとなった．診断の領域に関する内容についても「軟部腫瘍診断ガイドライン」を元にしつつ，大幅な修正・追加を行った．ほとんどの章において担当者が新たに推奨と解説文を作成し，委員全員で推敲を繰り返し行った．新たなガイドラインを作成するのと同等な非常に多くの労力を割いていただいた委員の皆様全員に心より感謝申し上げる次第である．

　軟部腫瘍は病理組織分類が多岐にわたり，また悪性腫瘍に臨床の現場で遭遇することはあまり多くない．したがって本ガイドラインでは治療に関する情報も記載されているが，あくまでも悪性腫瘍の治療は十分な知識と経験をもった専門医が行うべきものであり，このガイドラインに沿った治療を専門医以外が行うことを推奨するものではない．悪性を疑うときには専門医へのコンサルトを行うことが推奨され，日本整形外科学会ホームページの「骨・軟部腫瘍診断治療相談コーナー」（http://www.joa.or.jp/jp/public/bone/index.html）では各施設の相談窓口が記載されているので参考にしていただきたい．また本ガイドラインはあくまでも現時点において日本国内で普遍的に行われている診断や治療の指針であり，すべての患者に当てはめられるものでないことをご留意願いたい．本ガイドラインには記載されていないが，十分なエビデンスの元に公的な倫理委員会の承認を得て行われる新たな診断や治療方法について否定するものではなく，診療の実践内容を否定するための材料として使用すべきではない．

2012年1月

日本整形外科学会
軟部腫瘍診療ガイドライン策定委員会
委員長　**尾﨑　敏文**

初版発行時の編集

●日本整形外科学会診療ガイドライン委員会
　軟部腫瘍診断ガイドライン策定委員会

診療ガイドライン策定組織
　＜日本整形外科学会＞
　　理事長　　　　山本博司
　＜日本整形外科学会診療ガイドライン委員会＞
　　担当理事　　　中村耕三
　　委員長　　　　四宮謙一
　＜軟部腫瘍診断ガイドライン策定委員会＞
　　委員長　　　　内田淳正
　　委員　　　　　楠崎克之　　佐藤啓二　　杉田　孝　　中馬広一　　土屋弘行　　羽鳥正仁
　　　　　　　　　真鍋　淳
　＜査読協力者＞（順不同）
　　阿江啓介　　北川泰之　　保坂正美　　青野勝成　　黒田浩司　　松下　廉　　荒木信人
　　下瀬省二　　松田秀一　　伊藤康正　　住田秀介　　溝渕弘夫　　伊原公一郎　高木泰孝
　　南崎　剛　　上田孝文　　高沢宏太郎　村上　亨　　植田直樹　　高松克哉　　毛利良彦
　　尾﨑敏文　　坪山直生　　安竹秀俊　　小田義直　　徳海裕史　　山田健志　　加藤　浩
　　戸口田淳也　山田芳久　　川井　章　　土肥　修　　山本哲司　　川口洋治　　播广谷勝三
　　鷲見大輔　　河野博隆　　蛭田啓之　　神田浩明　　麩谷博之

x

日本整形外科学会診療ガイドライン刊行にあたって

戦後半世紀を超え，物心両面において豊饒の時代を迎えたわが国においては，「少しでも良い医療を受けたい」という国民の意識は次第に高まりを見せている．整形外科専門医は，国民の期待に応えられるよう，進んだ診療情報をいち早く共有して，治療成績の「ばらつき」を少なくし，質の良い診療を提供できるよう努めなければならない．

そこで，整形外科診療において日常診療で頻繁に遭遇する疾患や重要度が高いと考えられる 11 の疾患を選び，科学論文のエビデンスに基づいた診療ガイドラインの作成を平成 14 年度にスタートさせた．整形外科疾患の診療が周辺への拡散傾向が憂慮されている時期に日本整形外科学会主導でこのようなガイドラインを作成することに意義があると思われたからである．勿論，臨床の場においては，科学的根拠に限りがあるので，専門家の広いコンセンサスに基づいた記述も加えさせて頂いている．

診療は，それぞれの患者に応じてきめ細やかに行うテイラーメイドメディシンが基本であるが，推奨度別のエビデンスに基づいた情報を参考にしながら，医師が患者と対話をし，診断法や治療法を選択する際のガイドとして本書を活用して頂きたい．ガイドラインは医師と患者の間だけでなく，プライマリケア医と専門医間の連携を深める橋渡しにもなると思われる．

今回，11 の疾患のうち「腰椎椎間板ヘルニア」，「頚椎症性脊髄症」，「大腿骨頚部 / 転子部骨折」，「軟部腫瘍診断」，「頚椎後縦靱帯骨化症」の 5 疾患について，日本整形外科学会の診療ガイドラインが出版されることになったが，今後も臨床研究の新しい進歩を取り入れ，利用者のご要望やご批判を伺いながら，適切な時期に本書の見直しを行う必要があると思われる．これまで本書の出版に向けて，大変な作業を続けてこられた日本整形外科学会や関連学会の委員会，査読委員の多くの方々の情熱と労力に改めて御礼を申し上げたい．

本書が，医師と患者の方々との信頼を深め，より良い整形外科診療のためのガイドブックとして役立つことを心より願うものである．

2005 年 4 月

日本整形外科学会理事長

山本　博司

初版の序

////////////

　日本整形外科学会は事業の一環として，整形外科疾患の診療ガイドラインの作成を平成14年度から開始した．今回，3年の歳月を要し本診療ガイドラインが完成した．

　一般的に診療ガイドラインとは質の高い新しい情報に基づいて医療を提供するのに役立つ素材であり，患者と主治医がより良い解決策を探って行こうとするときに，その手引きとして傍らに置いておく資料である．今日，診療ガイドラインを出版するにあたり，診療ガイドラインを個々の患者に短絡的に当てはめてはならないことをまず強調したい．

　本診療ガイドラインは，広範囲な科学論文の検索から，疾患の専門医たちによる厳密な査読をおこない，信頼性と有益性を評価したうえで作成された．論文のエビデンスを根拠とする推奨レベルには特に多くの議論を費やした．その結果，当初，推奨度はAの「強く推奨する」からDの「推奨しない」の4段階としていたが，項目によっては科学的論文数が不十分であったり，結論の一致を見ない項目があるために，その推奨レベルとして（I）レベル「（I）：委員会の審査基準を満たすエビデンスがない，あるいは複数のエビデンスがあるが結論が一様でない」を新たに追加した．このような項目に関しては，整形外科専門家集団としての委員会案をできるだけその項目中に示すように努力した．

　さらにこの診療ガイドライン作成中に，文献上認められる診断名の定義が統一されたものではないことに気づいた．このために策定委員会として診断基準を提示する必要があると考えて策定委員会案を前文に示した．また，診断方法も一定した基準がない現状を考えて，多くの医師が利用できるように，策定委員会案として診断の章に診断手順を示した．

　近年の医学の進歩に伴い，従来からおこなわれてきた治療法は今後劇的に変化する可能性がある一方で，種々の治療法が科学的根拠に基づくことなく選択されている．さらにわが国ではさまざまな民間療法が盛んにおこなわれており，なかには不適切な取り扱いを受けて大きな障害を残す例も認められている．このように不必要な治療法，公的に認められていない治療法，特に自然軽快か治療による改善か全く区別のつかないような治療法に多くの医療費が費やされている現状は，早急に改善されるべきと考えられる．

　今回作成された診療ガイドラインは，現在の治療体系を再認識させるとともに，有効で効率的な治療への第一歩であると考えられる．しかし，科学的な臨床研究により新たな臨床知見が出現する可能性もあり，今後定期的に改訂を試みなければならない．今回，取り上げた5疾患が頻度の高い疾病であることを鑑みれば，倫理規定を盛り込んだ前向きな臨床研究をおこなう必要を強く実感する．このように，より良い診療ガイドラインを科学的根拠に基づいて作成し続けることは，患者の利益，医学発展，医療経済の観点から日本整形外科学会の責務であると考えている．

2005年4月

日本整形外科学会
診療ガイドライン委員会委員長
四宮　謙一

目　次

前　文

1. 作成方針

　本ガイドラインの目的は，軟部腫瘍の診療に参加する様々な分野・領域のメディカルスタッフに対して，現在までに得られているエビデンスに基づく診療の概要を示し，わが国の軟部腫瘍診療プロセスの改善や患者アウトカムの改善を得ることである．本ガイドラインの対象患者は軟部腫瘍（骨外性 Ewing 肉腫，横紋筋肉腫は除外）患者であり，年齢制限はない．また，本ガイドラインの利用対象者は，軟部腫瘍の診療にかかわる医療従事者および患者とその関係者である．

2. 使用上の注意

　軟部腫瘍のなかでも，悪性軟部腫瘍は発生部位も病理組織も多岐にわたる典型的な希少がんである．その診療は，十分な知識と経験を有する集学的診療チーム（multidisciplinary team：MDT）によって行われるべきであり，このガイドラインに則った治療といえども，本委員会は，決して非専門医による安易な診療を推奨するものではない．悪性の可能性が疑われるときには専門医へのコンサルトを行うことが強く推奨される．日本整形外科学会の「骨・軟部腫瘍相談コーナー」(https://www.joa.or.jp/jp/public/bone/index.html)，あるいは，国立がん研究センターがん情報サービスの「四肢軟部肉腫情報公開専門病院」(https://hospdb.ganjoho.jp/rare/#top) などを参考にしていただきたい．

　また，本ガイドラインはあくまでも，現在までに得られているエビデンスとその吟味に基づく診療の「推奨」であり，すべての患者にあてはめられるものでも，また強制されるものでもないことに留意する必要がある．本ガイドラインの推奨は，診療行為の選択肢を示すひとつの参考資料であると理解したうえで，実際の診療においては個々の状況判断を加味し，医療者は患者と協働して最良の診療を選択する裁量が認められるべきである．

3. 利益相反

　日本整形外科学会利益相反委員会が求める開示項目に従い，ガイドライン策定委員の利益相反について集約した(別途開示予定)．さらに策定委員会は，軟部腫瘍の診療にかかわる幅広い学会の協力によって委員会を構成し，意見の偏りを防いだ．

4. 作成資金

　本ガイドラインの作成に要した資金は，すべて日本整形外科学会の予算から支出されたものであり，その他の組織，企業からの支援は一切受けていない．また，資金提供者である日本整形外科学会の見解や利益は，最終的な推奨決定に影響を及ぼしていない．

5. 作成工程

　作成手順を図１に示す．まず策定委員によって，軟部腫瘍の診療アルゴリズム(図２～５)における16個の重要臨床課題から，22個の Clinical Question(CQ)を選定した．CQ の作成方法は『Minds 診療ガイドライン作成マニュアル 2017』に準拠した．疫学や病期など軟部腫瘍に関する医学的知識に関する疑問，いわゆる Background Question(背景疑問)については疾患トピックの基本的特徴

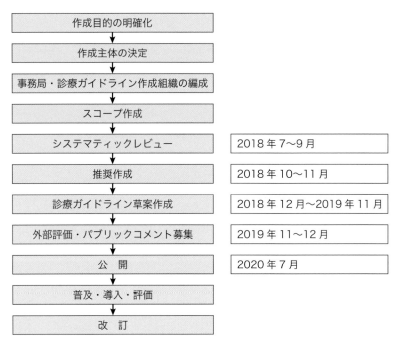

図1　作成手順

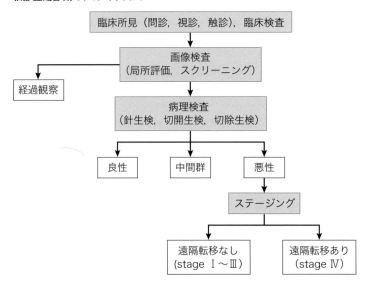

図2　軟部腫瘍診断アルゴリズム
原則として，悪性軟部腫瘍はまれで診断が多岐にわたることから，集学的治療が可能な専門施設での診断・治療が望ましい．
注）中間群は WHO 分類の intermediate に該当する．

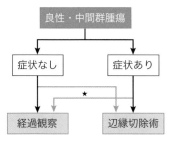

図3　軟部腫瘍治療アルゴリズム：良性・中間群腫瘍

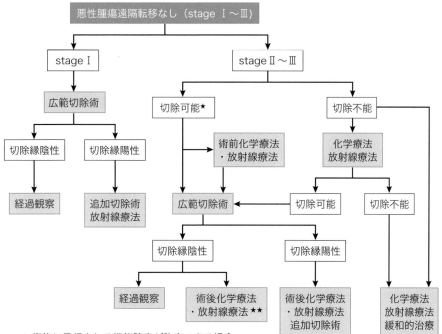

図4　軟部腫瘍治療アルゴリズム：悪性腫瘍　遠隔転移なし

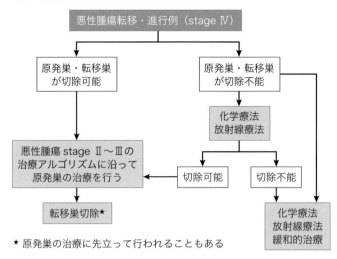

軟部腫瘍治療のアルゴリズム（悪性腫瘍）

図5　軟部腫瘍治療アルゴリズム：悪性腫瘍　転移・進行例

として，はじめにまとめて解説した．一方，複数の診療的な介入について結果の優劣について問う，いわゆる Foreground Question（前景疑問）については CQ を設定し，PICO（Patient, Intervention, Comparison, Outcome）形式で記載した．

①文献検索

文献検索にあたっては，巻末に示した検索式を用いて，MEDLINE，Cochrane Library，医中誌の3検索データベースより 2018 年1月までに報告された文献の検索を行い，4,248 論文が抽出された．さらに，重要と思われる 2020 年2月までの文献を 88 件追加した．

一次スクリーニングでは，タイトルおよび抄録から CQ に合致していないものを除外し，656 論文が選択された．二次スクリーニングでは，656 論文のフルテキストより各 CQ で採用された評価項目のいずれも評価されていない文献を除外し，最終的に 357 論文が採択され，構造化抄録が作成された．

②エビデンスの抽出と評価

エビデンスの評価は『Minds 診療ガイドライン作成マニュアル 2017』に準じて行った．

選択された文献をアウトカムごとに横断的に評価し，バイアスリスク，非直接性，非一貫性，不精確，出版バイアスなどを評価し「エビデンス総体」を決定した．エビデンス総体のエビデンスの強さの評価と定義は表1に従って決定した．一次スクリーニング，二次スクリーニング，および評価シート作成までをシステマティックレビューチームが行った．

③推奨作成

各 CQ に対する推奨文は，システマティックレビューチームからのエビデンス総体の評価をもとに，ガイドライン策定委員が原案を作成し，益と害のバランス，患者の価値観や希望，負担，コストや資源の利用などを考慮し，策定委員全員によるレビューを行って作成した．推奨について，特定の介入の実施／非実施が問題となっている場合は，「行うことを推奨する」もしくは「行わないことを推奨する」という表現を基本とした．推奨の強さは，「強い（推奨する）」と「弱い（提案する，条件付きで推奨する）」の2段階とし（表2），委員会メンバーによる投票（GRADE grid）により

表1　エビデンスの強さ

- □　A（強い）：効果の推定値に強く確信がある
- □　B（中程度）：効果の推定値に中程度の確信がある
- □　C（弱い）：効果の推定値に対する確信は限定的である
- □　D（非常に弱い）：効果の推定値がほとんど確信できない

表2　推奨の強さ

- □　1（強い）：「行うこと」または「行わないこと」を推奨する
- □　2（弱い）：「行うこと」または「行わないこと」を提案する，条件付きで推奨する

決定した．条件付きで推奨する，という表現は，介入の実施／非実施が，ある特定の条件の下でのみ強く推奨される場合に用いた．投票者の7割以上の同意の集約をもって全体の意見（推奨決定）としたが，7割以上の同意が得られなかった場合は，投票結果を示したうえで十分な討論を行い，再投票を行った．また，原則としてわが国における標準的な診療を推奨することとしたが，必ずしも保険収載の有無にはこだわっていない．

④**外部評価**

本ガイドラインは，草案を関連学会のウェブサイトで公開し，パブリックコメントを募集した．収集されたコメントについては委員会を開催して協議・検討し，原稿に加筆・修正した．

⑤**改訂**

本ガイドラインは，日本整形外科学会診療ガイドライン委員会および軟部腫瘍診療ガイドライン策定委員会を中心組織として適宜改訂を行う．ただし，治療方針に重大な影響を及ぼす新たな知見が報告された場合には，上記委員会での検討のうえ速報を出すなどの対応を行う．

⑥**普及・活用のための工夫**

本ガイドラインが活用を想定されている場で適切に活用されるように，継続的に活動を行う．具体的には，ガイドラインのウェブ公開や関連学会への配布，Quality Indicator などの手法を用いたガイドラインの有効性評価，一般向けガイドライン解説の作成などを予定する．

疾患トピックの基本的特徴

1. 疫学

軟部腫瘍には，脂肪腫，神経鞘腫などの良性軟部腫瘍と，脂肪肉腫，滑膜肉腫などの悪性軟部腫瘍が存在し，良性軟部腫瘍は頻度の高い疾患である一方，悪性軟部腫瘍はまれであり，代表的な希少がんのひとつである．

良性軟部腫瘍として新たに病院を受診する患者は人口 100 万人あたり年間 3,000 例を超えるが，悪性軟部腫瘍は人口 100 万人あたり年間 40 例程度とされており，良性軟部腫瘍は悪性軟部腫瘍の少なくとも 100 倍の発生頻度であると推定されている[1]．米国の疫学データベース SEER（Surveillance Epidemiology and End Results）Database によると，1973〜2006 年に登録された全悪性腫瘍 311 万例中，悪性軟部腫瘍は 48,012 例（1.5％）であったと報告されている[2]．

わが国では，日本整形外科学会により企画された全国骨・軟部腫瘍登録が，国立がん研究センターを事務局として 1960 年代より継続的に実施されている．軟部腫瘍に関しては，悪性軟部腫瘍の登録が 1985 年より開始され，2008 年からは良性軟部腫瘍についても登録が始まった．この全国骨・軟部腫瘍登録には，2006〜2015 年の 10 年間に軟部腫瘍が総数 47,852 例登録され，全国軟部腫瘍登録一覧表として公表されている[3]．これは全国の骨・軟部腫瘍診療施設から登録され，毎年公表されているデータであり，国レベルでの骨・軟部腫瘍に関する疫学データベースとして，世界的にも他に類をみない貴重なものとなっている．

本項では，軟部腫瘍の疫学に関して，文献とともにこの全国軟部腫瘍登録一覧表（2015 年）のデータに基づいて記載する．全国軟部腫瘍登録一覧表によると，登録された軟部腫瘍 47,852 例中，良性軟部腫瘍は 31,789 例，中間群軟部腫瘍は 1,657 例，悪性軟部腫瘍は 12,608 例である[3]．ただし，これらはいずれも病院を受診した患者のデータに基づく頻度であり，病院を受診していないため把握困難な良性軟部腫瘍患者，治療を行わず経過観察のみが行われている軟部腫瘍症例などを考慮すると，良性軟部腫瘍の頻度は更に高いことが予想される．

a. 年齢

年齢（年代）ごとに発生する軟部腫瘍の頻度・種類は異なる．前述の SEER Database では，発症年齢の中央値が 20 歳未満のものは横紋筋肉腫（年齢中央値 15 歳）のみであり，30 歳未満のものは Ewing 肉腫（同 24 歳），胞巣状軟部肉腫（同 25 歳），40 歳未満のものは滑膜肉腫（同 35 歳），ラブドイド腫瘍（同 39.5 歳）であったと報告されている．一方，中・高齢者に多い組織型は，線維組織球性腫瘍（20.4％），平滑筋肉腫（18.9％）であった（Kaposi 肉腫を除く）[2]．

全国軟部腫瘍登録一覧表に登録された軟部腫瘍全 47,852 例の年齢平均値は 53.5 歳，中央値は 57 歳であり，登録数が最も多い年代は 60 〜 64 歳である[3]（図 1）．全国軟部腫瘍登録一覧表における主な軟部腫瘍の組織型別の診断時年齢中央値を表 1 に示す．診断時の年齢中央値が 30 歳未満のものは胞巣状軟部肉腫のみであり，年齢の中央値が 40 歳未満のいわゆる AYA（adolescent and young adult）腫瘍に該当する軟部腫瘍として，良性腫瘍では血管腫，結節性筋膜炎が，悪性腫瘍として骨外性 Ewing 肉腫，横紋筋肉腫，類上皮肉腫，滑膜肉腫があげられる．一方，診断時の年齢中央値が 65 歳以上の軟部腫瘍は，平滑筋肉腫，骨外性骨肉腫，血管肉腫，未分化多形肉腫，粘液線維肉

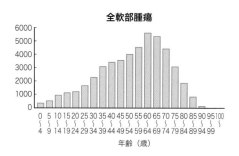

図 1　軟部腫瘍の年齢分布
（文献 3 より作成）

表 1　軟部腫瘍の組織型別年齢中央値

組織型	良悪性	年齢中央値
胞巣状軟部肉腫	悪性	28
骨外性 Ewing 肉腫	悪性	31
横紋筋肉腫	悪性	33
血管腫	良性	35
類上皮肉腫	悪性	37
滑膜肉腫	悪性	39
結節性筋膜炎	良性	39
デスモイド型線維腫症	中間群	41
明細胞肉腫	悪性	41
隆起性皮膚線維肉腫	中間群	44
腱滑膜巨細胞腫	良性	45
線維肉腫	悪性	49
線維腫	良性	53
悪性末梢神経鞘腫瘍	悪性	54
神経鞘腫	良性	57
脂肪腫	良性	59
脂肪肉腫	悪性	62
平滑筋肉腫	悪性	65
骨外性骨肉腫	悪性	66
血管肉腫	悪性	67
未分化多形肉腫	悪性	70
粘液線維肉腫	悪性	70

（文献 3 より作成）

腫である．主な良性および中間群軟部腫瘍の年齢分布を図 2 に，主な悪性軟部腫瘍の年齢分布を図 3 に示す．このような軟部腫瘍の組織型ごとの好発年齢を知っておくことは軟部腫瘍の鑑別診断を進めるうえで有用である．

b．性別

　文献的に，悪性軟部腫瘍はやや男性に多い傾向があると報告されている．Saithna らによる英国

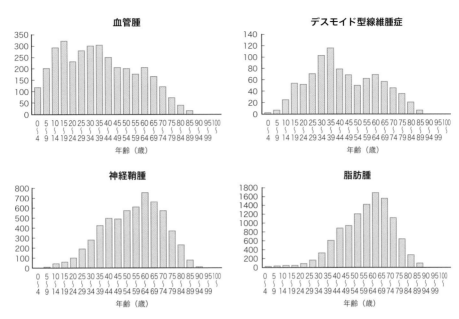

図2　良性・中間群軟部腫瘍の年齢分布（血管腫，デスモイド型線維腫症，神経鞘腫，
　　　脂肪腫）
（文献3より作成）

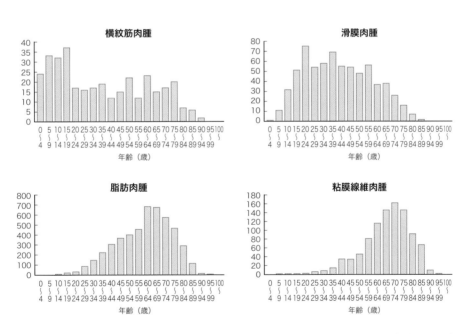

図3　悪性軟部腫瘍の年齢分布（横紋筋肉腫，滑膜肉腫，脂肪肉腫，粘液線維肉腫）
（文献3より作成）

からの1,508例の悪性軟部腫瘍の報告では，男女比は1.4：1である[4]．また，Gustafsonによるス
ウェーデンからの16歳以上の悪性軟部腫瘍508例の報告では，男性288例，女性220例である[5]．
さらにOguraらは，わが国における悪性軟部腫瘍8,288例中，男性は4,581例（55.3％），女性は3,707

9

表2　軟部腫瘍の組織型別男女比

組織型	男女比（男／女）
良性腫瘍	
脂肪腫	0.76
神経鞘腫	0.99
血管腫	0.72
腱滑膜巨細胞腫	0.55
線維腫	1.07
弾性線維腫	0.80
平滑筋腫	0.76
神経線維腫	0.77
結節性筋膜炎	0.90
粘液腫	0.50
小計	0.79
中間群腫瘍	
デスモイド型線維腫症	0.65
隆起性皮膚線維肉腫	2.06
孤立性線維性腫瘍	0.88
Dupuytren 型線維腫症	2.06
小計	0.89
悪性腫瘍	
脂肪肉腫	1.28
未分化多形肉腫	1.44
粘液線維肉腫	1.31
平滑筋肉腫	0.99
滑膜肉腫	0.95
悪性末梢神経鞘腫瘍	1.19
横紋筋肉腫	1.15
線維肉腫	1.63
骨外性 Ewing 肉腫	1.03
骨外性粘液型軟骨肉腫	1.35
小計	1.25

（文献3より作成）

例（44.7％）であったと報告している[6].

　一方，全国軟部腫瘍登録一覧表によると，2006〜2015年の10年間に登録された良・悪性を含む軟部腫瘍全47,852例の性別は，男性22,843例（47.7％），女性25,009例（52.3％）と，登録された軟部腫瘍全体ではわずかながら女性のほうが多い[3].表2に，全国軟部腫瘍登録一覧表における主な軟部腫瘍の男女比（男性／女性）を示す.悪性軟部腫瘍においては，男女比1.25と，諸家の報告と同じく男性のほうが多い傾向が認められる.一方，良性軟部腫瘍では男女比は0.79，中間群軟部腫瘍では男女比0.89といずれも女性のほうが登録症例数は多い傾向が認められる.特に，脂肪腫（男：女＝0.76：1），平滑筋腫（0.76：1），血管腫（0.72：1），腱滑膜巨細胞腫（0.55：1），粘液腫（0.50：1），デスモイド型線維腫症（0.65：1）などは女性の登録比率が高く，文献的にも腱滑膜巨細胞腫[7]，粘液腫[8]，デスモイド型線維腫症[9]などは女性により好発することが報告されている.

c. 発生部位

　悪性軟部腫瘍は大腿などの下肢に好発することが知られている．Gustafson らの報告では，発生部位は下肢 318 例（62.6％），上肢 122 例（24.0％），体幹 68 例（13.4％）である[5]．また，わが国の整形外科・病理 悪性軟部腫瘍取扱い規約（2002 年）における頻度は下肢 66.7％，上肢 19.5％，体幹 11.3％，頭頚部 1.8％である[10]．一方，Enzinger & Weiss のテキストに記載された M.D.Anderson Cancer Center Sarcoma Database によると，悪性軟部腫瘍（GIST 含む）の発生部位は下肢 26％，後腹膜・腹腔内 25％，内臓 25％，上肢 11％，胸郭 8％，頭頚部 5％と後腹膜・腹腔などの症例の割合が高い[11]．出典によるこのような発生部位の差は，各々の原資料の違い（対象疾患，診療科など）によるものと考えられるが，いずれの報告においても悪性軟部腫瘍全体として大腿を中心とした下肢に好発する傾向は変わらない．

　全国軟部腫瘍登録一覧表によると，良・悪性を含む全軟部腫瘍の発生部位は多い順に大腿 20.3％，手・手関節 9.4％，背部・腰部 9.0％，肩・腋窩 7.8％である（表3）[3]．悪性軟部腫瘍の発生部位は多い順に大腿 38.0％，下腿 8.5％，殿部 6.3％，後腹膜 5.8％であり，諸外国の報告と変わらない．代表的な悪性軟部腫瘍である脂肪肉腫の発生部位を図 4 に示す．約半数が大腿に発生し，以下，後腹膜，上肢，下腿，殿部と続く．一方，中間群軟部腫瘍の発生部位は多い順に胸壁・腹壁 21.6％，背部・腰部 11.9％，大腿 11.8％，頭頚部 8.0％で，その他，良性軟部腫瘍は手・手関節 13.3％，大腿 12.5％，背部・腰部 10.2％，足・足関節 9.4％の発生頻度であり，悪性軟部腫瘍とは好発部位が大きく異なる（表3）．この悪性度の違いによる発生部位の頻度の違いには，中間群軟部腫瘍である隆起性皮膚線維肉腫やデスモイド型線維腫症が胸壁・腹壁に好発すること，良性軟部腫瘍の腱滑膜巨細胞腫やグロムス腫瘍が手・手関節に好発すること（図5），脂肪腫が肩，背部に好発することなどが関与していると考えられる．

表3　軟部腫瘍の発生部位

発生部位	パーセント（%）			
	全軟部腫瘍（47,286 例）	悪性（14,363 例）	中間群（1,755 例）	良性（31,168 例）
頭頚部	5.2	2.7	8.0	6.1
胸壁・腹壁	5.1	5.8	21.6	3.8
背部・腰部	9.0	6.0	11.9	10.2
肩・腋窩	7.8	4.4	7.6	9.3
上腕	6.9	5.2	4.8	7.7
肘	2.3	1.3	1.4	2.8
前腕	4.8	3.9	2.7	5.2
手・手関節	9.4	1.4	4.6	13.3
後腹膜	3.0	5.8	2.3	1.7
殿部	4.3	6.3	5.4	3.2
鼠径部	1.5	2.8	1.8	0.8
大腿	20.3	38.0	11.8	12.5
膝	6.1	3.7	2.8	7.3
下腿	7.1	8.5	5.0	6.5
足・足関節	7.1	2.1	6.3	9.4
その他	0.1	2.1	2.0	0.2
計	100	100	100	100

（文献3より作成）

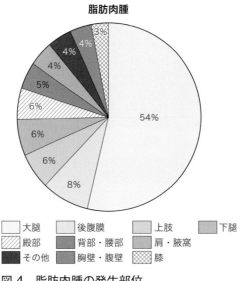

脂肪肉腫

□ 大腿	□ 後腹膜	□ 上肢	■ 下腿
▨ 殿部	■ 背部・腰部	■ 肩・腋窩	
■ その他	■ 胸壁・腹壁	⊠ 膝	

図4　脂肪肉腫の発生部位
（文献3より作成）

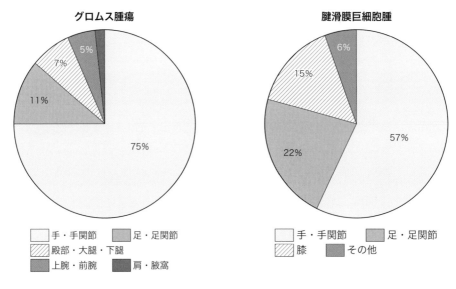

グロムス腫瘍

□ 手・手関節	■ 足・足関節
▨ 殿部・大腿・下腿	
■ 上腕・前腕	■ 肩・腋窩

腱滑膜巨細胞腫

□ 手・手関節	■ 足・足関節
▨ 膝	■ その他

図5　グロムス腫瘍，腱滑膜巨細胞腫の発生部位
（文献3より作成）

d. 大きさ

　軟部腫瘍においては，脂肪腫，血管腫，デスモイド型線維腫症などの例外を除くと，大きさが5 cm以上の腫瘍は，悪性腫瘍である可能性が高い．全国軟部腫瘍登録一覧表によると，大きさが記録されている悪性軟部腫瘍13,647例の長径の平均値は10.1 cm，中央値は8.5 cmであり，悪性軟部腫瘍のうち長径が5 cm未満のものは19％，5 cm以上のものは81％である[3]．長径が5 cm以上の軟部腫瘍は，画像診断で明らかに良性腫瘍と診断されるものを除いては悪性腫瘍の可能性を考

えて精査を進めることが望ましい.

e. 組織型

良性軟部腫瘍の正確な発生頻度を明らかにすることが難しいのは前述のとおりであるが,臨床的に脂肪腫,神経鞘腫,血管腫の頻度は高いことが知られている.Armed Forces Institute of Pathology で病理診断された 18,677 例の良性間葉系病変(神経性腫瘍は除く)のなかでは,脂肪腫が16%と最も多く,良性線維性組織球腫(皮膚線維腫も含む)13%,結節性筋膜炎11%,血管腫8%の頻度であったと報告されている[12].全国軟部腫瘍登録一覧表によると,良性軟部腫瘍は登録数の多い順に,脂肪腫,神経鞘腫,血管腫,腱滑膜巨細胞腫,線維腫である(表4)[3].

悪性軟部腫瘍に関して,Armed Forces Institute of Pathology で病理診断を受けた 12,370 例の内訳は,頻度の高い順に未分化多形肉腫24%,脂肪肉腫14%,平滑筋肉腫8%,悪性末梢神経鞘腫瘍6%であったと報告されている[13].整形外科・病理 悪性軟部腫瘍取扱い規約(2002年)によると,1985~1994年のわが国における悪性軟部腫瘍の組織型は,頻度の高い順に未分化多形肉腫,脂肪肉腫,滑膜肉腫,横紋筋肉腫,悪性末梢神経鞘腫瘍,平滑筋肉腫であったとされている[10].一方,全国軟部腫瘍登録一覧表に 2006~2015 年に登録された悪性軟部腫瘍は多い順に脂肪肉腫,未分化多形肉腫,粘液線維肉腫,平滑筋肉腫,滑膜肉腫,悪性末梢神経鞘腫瘍である(表4)[3].

悪性軟部腫瘍の組織型別発生頻度には,報告された年代による差異がみられるが,これには,骨軟部腫瘍に関する WHO 分類が 2002 年と 2013 年に改訂されたことが大きく影響していると考えられる.1970 年代に Enzinger と Weiss によって報告され,一時期は悪性軟部腫瘍のなかで最も頻度の高い腫瘍とされた悪性線維性組織球腫(MFH)は,2002 年の改訂において,粘液型 MFH が粘液線維肉腫(myxofibrosarcoma)に再定義されるなど大きく姿を変えた[14].そして 2013 年の改訂では,MFH の概念そのものが消失し,undifferentiated/unclassified sarcoma という大きな範疇

表4 軟部腫瘍の組織型別登録数

良性腫瘍			中間群腫瘍			悪性腫瘍		
1	脂肪腫	11,222	1	デスモイド型線維腫症	928	1	脂肪肉腫	4,868
2	神経鞘腫	5,893	2	隆起性皮膚線維肉腫	242	2	未分化多形肉腫	2,584
3	血管腫	3,505	3	孤立性線維性腫瘍	237	3	粘液線維肉腫	959
4	腱滑膜巨細胞腫	2,196	4	Dupuytren 型線維腫症	104	4	平滑筋肉腫	944
5	線維腫	1,061	5	炎症性筋線維芽細胞腫瘍	44	5	滑膜肉腫	690
6	弾性線維腫	509	6	血管内皮腫	41	6	悪性末梢神経鞘腫瘍	567
7	平滑筋腫	492	7	類血管腫線維性組織球腫	17	7	横紋筋肉腫	346
8	神経線維腫	491	8	乳児線維腫症	13	8	線維肉腫	250
9	結節性筋膜炎	478	9	低悪性度軟部巨細胞腫	11	9	骨外性 Ewing 肉腫	230
10	粘液腫	461	10	化骨性線維粘液性腫瘍	8	10	骨外性粘液型軟骨肉腫	200
	その他	807		その他	12	11	類上皮肉腫	174
						12	低悪性度線維粘液性肉腫	168
						13	血管肉腫	142
						14	胞巣状軟部肉腫	128
						15	明細胞肉腫	115
							その他	243

(文献3より作成)

に組み入れられた[1]. 本ガイドラインにおいては，従来MFHとされていたものを未分化多形肉腫（undifferentiated pleomorphic sarcoma：UPS）の呼称で統一することとする.

その他，2013年の改訂では，脱分化型脂肪肉腫の疾患概念の拡大，孤立性線維性腫瘍の疾患概念の整理などが行われ，2002年版では9つに大分類されていた軟部腫瘍は12に大分類されることになった.

このように，希少かつ多彩な軟部腫瘍においては，その診断の定義そのものがいまだダイナミックに変わりつつあり，近年のゲノム解析の進歩もその方向性に大きな影響を与えている. 局所浸潤傾向，薬剤奏効性など，重要な臨床的特徴も組織型ごとに異なることが明らかにされつつあり，軟部腫瘍の診療にあたっては，病理診断を担当する病理医のみならず，その診断と治療にあたる臨床医も病理診断に関する最新の情報に敏感であることが求められる.

f. 遺伝性・二次性の軟部腫瘍

大多数の悪性軟部腫瘍の発生原因は不明である. しかし，まれではあるが遺伝学的素因が認められる腫瘍も存在する. 遺伝性・家族性に軟部腫瘍が生じる疾患として，神経線維腫症（1型，2型），遺伝性網膜芽細胞腫，Gardner（ガードナー）症候群，およびLi-Fraumeni（リ・フラウメニ）症候群などが知られている.

フランスからの報告では，悪性軟部腫瘍658例中19例（2.9％）に遺伝性が認められ，そのうち神経線維腫症が14例，網膜芽細胞腫が2例であったとされている[15]. 神経線維腫症のなかでは神経線維腫症1型（NF1）が多い. NF1の原因は染色体17番に存在するNF1遺伝子産物neurofibrominであり，神経線維腫，カフェオレ斑などの皮膚症状が高頻度にみられるとともに，悪性末梢神経鞘腫瘍が合併することが知られている[16]. 神経線維腫症2型（NF2）の原因は22番染色体に存在するNF2遺伝子産物merlin/schwannominであり，両側聴神経鞘腫を特徴とする[17]. 網膜芽細胞腫は小児に発症する眼の悪性腫瘍であり，同一家族内に複数の発症者を認める場合に，遺伝性網膜芽細胞腫と呼び，全網膜芽細胞腫の約10％を占める. 原因遺伝子は13番染色体に存在するがん抑制遺伝子RB1遺伝子である. 遺伝性網膜芽細胞腫の患者は，網膜芽細胞腫以外に骨肉腫，悪性軟部腫瘍，悪性黒色腫などの悪性腫瘍を発症することが知られている[18]. Gardner症候群は家族性大腸腺腫症（家族性大腸ポリポーシス：FAP）に頭蓋骨や長管骨の骨腫や軟部腫瘍が合併したものであり，FAPの原因遺伝子は5番染色体に存在するAPC遺伝子である. FAPの12％にデスモイド型線維腫症が合併し，主に腹壁や腹腔内に発生する[19]. Li-Fraumeni症候群は，非常にまれな家族性腫瘍症候群である. 種々のがんを生じるリスクを有し，50％以上の患者は原因遺伝子のTP53に変異が確認される. 米国におけるLi-Fraumeni症候群24家系の調査では，1,004血族中200例にがんが発生し，そのうち34例が悪性軟部腫瘍であったと報告されている[20].

頻度は低いが，転移性軟部腫瘍と，放射線治療やリンパ浮腫などに続発する二次性軟部腫瘍が存在する. Plazaらは，軟部腫瘍7,237例のうち118例（1.6％）が転移性軟部腫瘍であり，そのうち70％が癌腫の転移で原疾患は肺癌，腎癌，大腸癌の順であったと報告している[21]. 一方，放射線照射後に，照射野から二次性に悪性軟部腫瘍が発生することが知られている. Penelらは，成人の悪性軟部腫瘍658例のうち，22例（3.3％）が放射線治療後約10年（3〜45年）で発症した二次性悪性軟部腫瘍であり，原疾患は10例が乳癌，4例が非ホジキンリンパ腫であったと報告している[15]. わが国からの放射線照射後悪性軟部腫瘍14例の検討では，平均62Gyの放射線照射後，平均12.6年で二次性悪性軟部腫瘍が発生し，病理学的には未分化多形肉腫8例，骨外性骨肉腫4例，平滑筋肉腫1例，線維肉腫1例であったと報告されている[22]. 乳癌根治術後の上肢や子宮頸癌術後の下肢に生じた慢性リンパ浮腫に生じる血管肉腫はStewart-Treves症候群として知られている.

文献

1) Fletcher CD, et al. WHO Classification of Tumours of Soft Tissue and Bone, 4th Ed, IARC Press, Lyon, 2013.
2) Ferrari A, et al. Pediatr Blood Cancer 2011; **57**(6): 943-949.
3) 日本整形外科学会 骨・軟部腫瘍委員会 / 国立がん研究センター（編）. 全国骨・軟部腫瘍登録一覧表, 2015.
4) Saithna A, et al. Int Orthop 2008; **32**(3): 381-384.
5) Gustafson P. Acta Orthop Scand Suppl 1994; **259**: 1-31.
6) Ogura K, et al. J Orthop Sci 2017; **22**(4): 755-764.
7) Monaghan H, et al. J Clin Pathol 2001; **54**(5): 404-407.
8) Allen PW. Ann Diagn Pathol 2000; **4**(2): 99-123.
9) Mankin HJ, et al. J Surg Oncol 2010; **102**(5): 380-384.
10) 日本整形外科学会 骨・軟部腫瘍委員会（編）. 整形外科・病理 悪性軟部腫瘍取扱い規約, 第3版, 金原出版, 東京, 2002.
11) Goldblum JR, et al (ed). Enzinger and Weiss's Soft Tissue Tumors, 6th Ed, Elsevier, Philadelphia, 2014.
12) Kransdorf MJ. AJR Am J Roentgenol 1995; **164**(2): 395-402.
13) Kransdorf MJ. AJR Am J Roentgenol 1995; **164**(1): 129-134.
14) Fletcher CD, et al. WHO Classification of Tumours, Volume 5. Pathology and Genetics of Tumours of Soft Tissue and Bone, 3rd Ed, IARC Press, Lyon, 2002.
15) Penel N, et al. Sarcoma 2008; **2008**: 459386.
16) McCaughan JA, et al. J Med Genet 2007; **44**(7): 463-466.
17) Evans DG, et al. J Med Genet 1992; **29**(12): 841-846.
18) Kleinerman RA, et al. J Natl Cancer Inst 2007; **99**(1): 24-31.
19) Sinha A, et al. Colorectal Dis 2010; **13**(11): 1222-1229.
20) Hisada M, et al. J Natl Cancer Inst 1998; **90**(8): 606-611.
21) Plaza JA, et al. Cancer 2008; **112**(1): 193-203.
22) Fang Z, et al. J Orthop Sci 2004; **9**(3): 242-246.

2. 分類（WHO，病期）

a. WHO 分類

　軟部腫瘍 WHO 分類第 5 版（2020 年）を下記表 5 に記す．前版（2013 年）同様，分化方向と悪性度（良性，中間群，悪性）の二軸に従い，疾患が配列されている．分類骨格上の大きな変更点として，骨や軟部の未分化円形細胞肉腫という大項目を立て，このなかに，Ewing 肉腫のほか，round cell sarcoma with *EWSR1*-non-ETS fusions，*CIC*-rearranged sarcoma，sarcoma with *BCOR* genetic alterations をまとめた点がある．後 3 者は，今回の改訂で新たに追加された腫瘍型である．このほか追加された腫瘍型としては，atypical spindle cell / pleomorphic lipomatous tumour，*EWSR1-SMAD3*-positive fibroblastic tumour，angiofibroma of soft tissue，anastomosing haemangioma，superficial CD34-positive fibroblastic tumour，myxoid pleomorphic liposarcoma，*NTRK*-rearranged mesenchymal spindle cell neoplasm があげられる．また，これまで melanotic schwannoma いう名で知られてきた腫瘍については，malignant melanotic nerve sheath tumour とその名を変更し，悪性腫瘍であることを明確にした．このほかの変更点としては，これまで平滑筋肉腫の亜型として取り扱っていた EBV-associated smooth muscle tumour と inflammatory leiomyosarcoma を独立した疾患単位としたこと，ectomesenchymoma を横紋筋腫瘍の一種と位置づけたことがある．

表 5　軟部腫瘍 WHO 分類（1）

Adipocytic tumours	
[Benign]	
8850/0	Lipoma NOS
8856/0	Intramuscular lipoma
	Chondrolipoma
	Lipomatosis
	Diffuse lipomatosis
	Multiple symmetrical lipomatosis
	Pelvic lipomatosis
	Steroid lipomatosis
	HIV lipodystrophy
	Lipomatosis of nerve
8881/0	Lipoblastomatosis
	Localized (lipoblastoma)
	Diffuse (lipoblastomatosis)
8861/0	Angiolipoma NOS
	Cellular angiolipoma
8890/0	Myolipoma
8862/0	Chondroid lipoma
8857/0	Spindle cell lipoma
8857/0	Atypical spindle cell / pleomorphic lipomatous tumour
8880/0	Hibernoma
[Intermediate (locally aggressive)]	
8850/1	Atypical lipomatous tumour
[Malignant]	
8851/3	Liposarcoma, well-differentiated, NOS
8851/3	Lipoma-like liposarcoma
8851/3	Inflammatory liposarcoma
8851/3	Sclerosing liposarcoma
8858/3	Dedifferentiated liposarcoma
8852/3	Myxoid liposarcoma
8854/3	Pleomorphic liposarcoma
	Epithelioid liposarcoma
8859/3*	Myxoid pleomorphic liposarcoma

These morphology codes are from the International Classification of Diseases for Oncology, third edition, second revision (ICD-O-3.2) {1471}. Behaviour is coded /0 for benign tumours; /1 for unspecified, borderline, or uncertain behaviour; /2 for carcinoma in situ and grade III intraepithelial neoplasia; /3 for malignant tumours, primary site; and /6 for malignant tumours, metastatic site. Behaviour code /6 is not generally used by cancer registries.

This classification is modified from the previous WHO classification, taking into account changes in our understanding of these lesions.

* Codes marked with an asterisk were approved by the IARC/WHO Committee for ICD-O at its meeting in January 2020.

（WHO Classification of Tumours, 5th Ed, Vol.3 Soft Tissue & Bone Tumours より引用）

表 5　軟部腫瘍 WHO 分類（2）

Fibroblastic and myofibroblastic tumours

[Benign]
8828/0　Nodular fasciitis
　　　　　　Intravascular fasciitis
　　　　　　Cranial fasciitis
8828/0　Proliferative fasciitis
8828/0　Proliferative myositis
　　　　　Myositis ossificans and fibro-osseous pseudotumour of digits
　　　　　Ischaemic fasciitis
8820/0　Elastofibroma
8992/0　Fibrous hamartoma of infancy
　　　　　Fibromatosis colli
　　　　　Juvenile hyaline fibromatosis
　　　　　Inclusion body fibromatosis
8813/0　Fibroma of tendon sheath
8810/0　Desmoplastic fibroblastoma
8825/0　Myofibroblastoma
8816/0　Calcifying aponeurotic fibroma
　　　　　EWSR1-SMAD3-positive fibroblastic tumour (emerging)
8826/0　Angiomyofibroblastoma
9160/0　Cellular angiofibroma
9160/0　Angiofibroma NOS
8810/0　Nuchal fibroma
8811/0　Acral fibromyxoma
8810/0　Gardner fibroma
[Intermediate (locally aggressive)]
8815/0　Solitary fibrous tumour, benign
8813/1　Palmar/plantar-type fibromatosis
8821/1　Desmoid-type fibromatosis
8821/1　　　Extra-abdominal desmoid
8822/1　　　Abdominal fibromatosis
8851/1　Lipofibromatosis
8834/1　Giant cell fibroblastoma
[Intermediate (rarely metastasizing)]
8832/1　Dermatofibrosarcoma protuberans NOS
8833/1　　　Pigmented dermatofibrosarcoma protuberans
8832/3　　　Dermatofibrosarcoma protuberans, fibrosarcomatous
　　　　　　　Myxoid dermatofibrosarcoma protuberans
　　　　　　　　Dermatofibrosarcoma protuberans with myoid differentiation
　　　　　　　Plaque-like dermatofibrosarcoma protuberans
8815/1　Solitary fibrous tumour NOS
　　　　　　Fat-forming (lipomatous) solitary fibrous tumour
　　　　　　Giant cell-rich solitary fibrous tumour
8825/1　Inflammatory myofibroblastic tumour
　　　　　　Epithelioid inflammatory myofibroblastic sarcoma
8825/3　Myofibroblastic sarcoma
8810/1　Superficial CD34-positive fibroblastic tumour
8811/1　Myxoinflammatory fibroblastic sarcoma
8814/3　Infantile fibrosarcoma
[Malignant]
8815/3　Solitary fibrous tumour, malignant
8810/3　Fibrosarcoma NOS
8811/3　Myxofibrosarcoma
　　　　　　Epithelioid myxofibrosarcoma
8840/3　Low-grade fibromyxoid sarcoma
8840/3　Sclerosing epithelioid fibrosarcoma

So-called fibrohistiocytic tumours

[Benign]
9252/0　Tenosynovial giant cell tumour NOS
9252/1　　　Tenosynovial giant cell tumour, diffuse
8831/0　Deep benign fibrous histiocytoma
[Intermediate (rarely metastasizing)]
8835/1　Plexiform fibrohistiocytic tumour
9251/1　Giant cell tumour of soft parts NOS
[Malignant]
9252/3　Malignant tenosynovial giant cell tumour

表5　軟部腫瘍 WHO 分類（3）

Vascular tumours

[Benign]
9120/0　Haemangioma NOS
9132/0　Intramuscular haemangioma
9123/0　Arteriovenous haemangioma
9122/0　Venous haemangioma
9125/0　Epithelioid haemangioma
　　　　　　　Cellular epithelioid haemangioma
　　　　　　　Atypical epithelioid haemangioma
9170/0　Lymphangioma NOS
　　　　　　　Lymphangiomatosis
9173/0　Cystic lymphangioma
9161/0　Acquired tufted haemangioma
[Intermediate (locally aggressive)]
9130/1　Kaposiform haemangioendothelioma
[Intermediate (rarely metastasizing)]
9136/1　Retiform haemangioendothelioma
9135/1　Papillary intralymphatic angioendothelioma
9136/1　Composite haemangioendothelioma
　　　　　　　Neuroendocrine composite haemangioendothelioma
9140/3　Kaposi sarcoma
　　　　　　　Classic indolent Kaposi sarcoma
　　　　　　　Endemic African Kaposi sarcoma
　　　　　　　AIDS-associated Kaposi sarcoma
　　　　　　　Iatrogenic Kaposi sarcoma
9138/1　Pseudomyogenic (epithelioid sarcoma-like) haemangioendothelioma
[Malignant]
9133/3　Epithelioid haemangioendothelioma NOS
　　　　　　　Epithelioid haemangioendothelioma with *WWTR1-CAMTA1* fusion
　　　　　　　Epithelioid haemangioendothelioma with *YAP1-TFE3* fusion
9120/3　Angiosarcoma

Pericytic (perivascular) tumours

[Benign and intermediate]
8711/0　Glomus tumour NOS
8712/0　　Glomangioma
8713/0　　Glomangiomyoma
8711/1　　Glomangiomatosis
8711/1　　Glomus tumour of uncertain malignant potential
8824/0　Myopericytoma
8824/1　　Myofibromatosis
8824/0　　Myofibroma
8824/1　　Infantile myofibromatosis
8894/0　Angioleiomyoma
[Malignant]
8711/3　Glomus tumour, malignant

Smooth muscle tumours

[Benign and intermediate]
8890/0　Leiomyoma NOS
8897/1　Smooth muscle tumour of uncertain malignant potential
[Malignant]
8890/3　Leiomyosarcoma NOS

Skeletal muscle tumours

[Benign]
8900/0　Rhabdomyoma NOS
8903/0　　Fetal rhabdomyoma
8904/0　　Adult rhabdomyoma
8905/0　　Genital rhabdomyoma
[Malignant]
8910/3　Embryonal rhabdomyosarcoma NOS
8910/3　　Embryonal rhabdomyosarcoma, pleomorphic
8920/3　Alveolar rhabdomyosarcoma
8901/3　Pleomorphic rhabdomyosarcoma NOS
8912/3　Spindle cell rhabdomyosarcoma
　　　　　　　Congenital spindle cell rhabdomyosarcoma with *VGLL2/NCOA2/CITED2* rearrangements
　　　　　　　MYOD1-mutant spindle cell /sclerosing rhabdomyosarcoma
　　　　　　　Intraosseous spindle cell rhabdomyosarcoma (with *TFCP2/NCOA2* rearrangements)
8921/3　Ectomesenchymoma

表 5　軟部腫瘍 WHO 分類（4）

Gastrointestinal stromal tumours

8936/3　　Gastrointestinal stromal tumour

Chondro-osseous tumours

[Benign]
9220/0　　Chondroma NOS
　　　　　　　Chondroblastoma-like soft tissue chondroma
[Malignant]
9180/3　　Osteosarcoma, extraskeletal

Peripheral nerve sheath tumours

[Benign]
9560/0　　Schwannoma NOS
9560/0　　　Ancient schwannoma
9560/0　　　Cellular schwannoma
9560/0　　　Plexiform schwannoma
　　　　　　　Epithelioid schwannoma
　　　　　　　Microcystic/reticular schwannoma
9540/0　　Neurofibroma NOS
　　　　　　　Ancient neurofibroma
　　　　　　　Cellular neurofibroma
　　　　　　　Atypical neurofibroma
9550/0　　　Plexiform neurofibroma
9571/0　　Perineurioma NOS
　　　　　　　Reticular perineurioma
　　　　　　　Sclerosing perineurioma
9580/0　　Granular cell tumour NOS
9562/0　　Nerve sheath myxoma
9570/0　　Solitary circumscribed neuroma
　　　　　　　Plexiform solitary circumscribed neuroma
9530/0　　Meningioma NOS
　　　　　　　Benign triton tumour /neuromuscular choristoma
9563/0　　Hybrid nerve sheath tumour
　　　　　　　Perineurioma/schwannoma
　　　　　　　Schwannoma/neurofibroma
　　　　　　　Perineurioma/neurofibroma
[Malignant]
9540/3　　Malignant peripheral nerve sheath tumour NOS
9542/3　　　Malignant peripheral nerve sheath tumour, epithelioid
9540/3　　Melanotic malignant peripheral nerve sheath tumour
9580/3　　Granular cell tumour, malignant
9571/3　　Perineurioma, malignant

Tumours of uncertain differentiation

[Benign]
8840/0　　Myxoma NOS
　　　　　　　Cellular myxoma
8841/0　　Aggressive angiomyxoma
8802/1　　Pleomorphic hyalinizing angiectatic tumour
8990/0　　Phosphaturic mesenchymal tumour NOS
8714/0　　Perivascular epithelioid tumour, benign
8860/0　　Angiomyolipoma
[Intermediate (locally aggressive)]
8811/1　　Haemosiderotic fibrolipomatous tumour
8860/1　　Angiomyolipoma, epithelioid
[Intermediate (rarely metastasizing)]
8830/1　　Atypical fibroxanthoma
8836/1　　Angiomatoid fibrous histiocytoma
8842/0　　Ossifying fibromyxoid tumour NOS
8940/0　　Mixed tumour NOS
8940/3　　Mixed tumour, malignant, NOS
8982/0　　Myoepithelioma NOS

表5 軟部腫瘍 WHO 分類（5）

Tumours of uncertain differentiation（つづき）

[Malignant]
8990/3	Phosphaturic mesenchymal tumour, malignant
	NTRK-rearranged spindle cell neoplasm (emerging)
9040/3	Synovial sarcoma NOS
9041/3	Synovial sarcoma, spindle cell
9043/3	Synovial sarcoma, biphasic
	Synovial sarcoma, poorly differentiated
8804/3	Epithelioid sarcoma
	Proximal or large cell epithelioid sarcoma
	Classic epithelioid sarcoma
9581/3	Alveolar soft part sarcoma
9044/3	Clear cell sarcoma NOS
9231/3	Extraskeletal myxoid chondrosarcoma
8806/3	Desmoplastic small round cell tumour
8963/3	Rhabdoid tumour NOS
8714/3	Perivascular epithelioid tumour, malignant
9137/3	Intimal sarcoma
8842/3	Ossifying fibromyxoid tumour, malignant
8982/3	Myoepithelial carcinoma
8805/3	Undifferentiated sarcoma
8801/3	Spindle cell sarcoma, undifferentiated
8802/3	Pleomorphic sarcoma, undifferentiated
8803/3	Round cell sarcoma, undifferentiated

Undifferentiated small round cell sarcomas of bone and soft tissue

9364/3	Ewing sarcoma
9366/3*	Round cell sarcoma with *EWSR1*-non-ETS fusions
9367/3*	*CIC*-rearranged sarcoma
9368/3*	Sarcoma with *BCOR* genetic alterations

b. 病期分類

　悪性腫瘍の病期分類は病巣の進行程度や広がり具合の尺度であり，予後予測や治療方針決定，疫学調査などに必要である．骨軟部腫瘍における病期分類は 1980 年に Enneking が surgical staging system[1] を提唱したのに始まる．外科的切除を念頭に，compartment 内か外かで判定するのが特徴で，Muscluloskeletal Tumor Society（MSTS）はこれを多施設研究に採用し，MSTS/Enneking 分類として現在も変更なく使用されている（表6）．しかし骨腫瘍に比べ，軟部腫瘍においては整形外科以外の多くの悪性腫瘍治療医の参画が求められ，より集学的な TNM system を用いた病期分類が必要となり，American Joint Committee on Cancer（AJCC）system や，Union for International Cancer Control（UICC）system が用いられるようになった．両 system は連携しつつ改訂が断続的に行われており，最新版は 2017 年に発刊された第 8 版である[2,3]．2011 年発刊の第 7 版では腫瘍の大きさ，深さ，そして組織学的悪性度を基準に分類（表7）していたが，最新の第 8 版では下記の 4 点が特筆すべき改訂点である[4,5]．

1. 原発病巣の発生部位，すなわち①体幹部と四肢，②後腹膜，③腹腔と胸腔内臓器，④頭頚部の 4 部位が別々に記載された．GIST は③に続く独立した項目として記載された．
2. ①体幹と四肢，②後腹膜での T 項目はサイズが 5，10，15 cm を境界とする 4 カテゴリになり，

表6 Surgical staging system

病期	組織学的悪性度	腫瘍の局在	転移
ⅠA	低	区画内	M0
ⅠB	低	区画外	M0
ⅡA	高	区画内	M0
ⅡB	高	区画外	M0
Ⅲ	無関係		M1

表7 AJCC system（7th Ed）

病期	腫瘍のサイズと深度[#]	リンパ節転移	遠隔転移	組織学的悪性度[##]
ⅠA	T1a，T1b	N0	M0	G1
ⅠB	T2a，T2b	N0	M0	G1
ⅡA	T1a，T1b	N0	M0	G2，G3
ⅡB	T2a，T2b	N0	M0	G2
Ⅲ	T2a，T2b	N0	M0	G3
Ⅲ	Any T	N1	M0	Any G
Ⅳ	Any T	Any N	M1	Any G

[#] T1：5cm 以下，T2：5cm より大きい，a：浅在性，b：深在性
[##] French Fédération Nationale des Centres de Lutte Contre Le Cancer（FNCLCC）system；G1：total differentiated，mitotic count，and necrosis score of 2 or 3，G2：total score of 4 or 5，G3：total score of 6，7 and 8.

表8a AJCC system（8th Ed）：体幹と四肢，および後腹膜

病期	腫瘍のサイズ[##]	リンパ節転移	遠隔転移	組織学的悪性度[###]
ⅠA	T1	N0	M0	G1，GX
ⅠB	T2，T3，T4	N0	M0	G1，GX
Ⅱ	T1	N0	M0	G2，G3
ⅢA	T2	N0	M0	G2，G3
ⅢB	T3，T4	N0	M0	G2，G3
ⅢB or Ⅳ[#]	Any T	N1	M0	Any G
Ⅳ	Any T	Any N	M1	Any G

[#] 体幹と四肢ではⅣに，後腹膜ではⅢB に分類される．（UICC ではどちらもⅢB）
[##] 最大径で T1：tumor ≦ 5cm，T2：tumor > 5cm and ≦ 10cm，T3：tumor > 10cm and ≦ 15cm，T4：tumor > 15cm．TX：原発腫瘍の評価不可能，T0：原発腫瘍を認めない
[###] FNCLCC system 表7 脚注参照

表8b 胸腔，腹腔内臓器の原発腫瘍の T 因子の定義

T Category		T Criteria（AJCC English version）	T 因子（UICC 日本語バージョン）7）
TX		Primary tumor cannot be assessed	原発腫瘍の評価不可能
T1		Organ confined	単一の臓器に限局する腫瘍
T2		Tumor extension into tissue beyond organ	
	T2a	Invades serosa or visceral peritoneum	漿膜または臓側腹膜に浸潤する腫瘍
	T2b	Extension beyond serosa（mesentery）	漿膜を越える顕微鏡的な進展を伴う腫瘍
T3		Invades another organ	2 つの臓器に浸潤する腫瘍，または漿膜を越える肉眼的な進展を伴う腫瘍
T4		Multifocal involvement	
	T4a	Multifocal（2 sites）	単一の臓器内で 2 部位以上に浸潤する多病巣性腫瘍
	T4b	Multifocal（3 ～ 5 sites）	2 部位を越えるが 5 部位以下に浸潤する多病巣性腫瘍
	T4c	Multifocal（> 5 sites）	5 部位を越えて浸潤する多病巣性腫瘍

深さの定義が削除された（表8a）．③腹腔と胸腔内臓器，④頭頸部はそれぞれの T 項目の定義（表8b，c）が新たに設定されている．

3. Prognostic staging については，AJCC において N1M0 は後腹膜ではⅢB 期，四肢体幹ではⅣ期と分類され，UICC ではどちらもⅢB 期に分類されている．また③腹腔と胸腔内臓器，④頭頸部はデータ集積が必要であり現時点では定義されていない．

表 8c　頭頚部原発腫瘍の T 因子の定義

T Category	T Criteria（AJCC　English version）	T 因子（UICC 日本語バージョン）
TX	Primary tumor cannot be assessed	原発腫瘍の評価不可能
T1	Tumor ≦ 2cm	最大径が 2cm 以下の腫瘍
T2	Tumor > 2cm to ≦ 4cm	最大径が 2cm を超えるが 4cm 以下の腫瘍
T3	Tumor > 4cm	最大径が 4cm を超える腫瘍
T4	Tumor with invasion of adjoining structures	
T4a	Tumor with orbital or skull base/dural invasion, invasion of central compartment viscera, involvement of facial skeleton or involvement of pterygoid muscles	眼窩，頭蓋底，または硬膜，正中臓器，顔面骨格または翼突起に浸潤する腫瘍
T4b	Tumor with brain parenchymal invasion, carotid artery encasement, prevertebral muscle invasion or central nervous system involvement via perineural spread	脳実質に浸潤する腫瘍，頚動脈を包み込む腫瘍，椎前筋に浸潤する腫瘍，または神経周囲進展により中枢神経系に浸潤する腫瘍

表 9　Staging に際して注意を要する特殊な組織型の悪性軟部腫瘍と臨床的特徴

組織型	臨床的特徴　と　staging 上の注意点
胞巣状軟部肉腫	肺，脳転移を起こしやすい．肺 CT と脳 MRI が必要
血管肉腫	サテライト病巣や多発病巣の可能性あり．肺，肝，骨，脳，心臓などへの転移．N1 の可能性が高い．最大径のものを原発とする
線維形成性小細胞腫瘍	腹腔内に広がる多発病巣が典型．最大径のものを原発とする
類上皮型血管内皮腫	肝，肺，胸膜などの多発性腫瘤．多発の場合は最大径のものを原発とする
類上皮肉腫	多発病巣でリンパ節転移が多い．最大径のものを原発とする
骨外性粘液型骨軟骨肉腫	多発転移を生じた後も，5 ～ 10 年の緩慢な経過をとる
炎症性筋線維芽細胞性腫瘍	肺，腸間膜，大網などに 5 ～ 10 年の緩慢な経過をとる．　大部分は良性．staging 困難
粘液型脂肪肉腫	脊椎や後腹膜転移に注意する必要あり．体幹部 CT や全身 MRI を推奨
骨外性骨肉腫	極めてまれ．骨原発からの転移をルールアウトする
孤立性線維性腫瘍	胸膜，骨盤，硬膜の緩慢に増大する腫瘤．10 年以上を経て肺，肝，骨に転移．長期間の経過観察が必要

（文献 2，5 より改変）

4.　最後の項目として staging に際して注意を要する特殊な組織型の悪性軟部腫瘍の臨床的特徴と病期分類上の留意点（表 9）が記載された．

　以前同様，デスモイド型線維腫症，Kaposi 肉腫などはどちらの分類も適応外である．

　今後，日常臨床では AJCC/UICC 第 8 版（表 8a）をもとにした病期分類が使用されていくと思われるが，過去の版（第 6 版，第 7 版など）とは発生部位，腫瘍サイズによる取り扱いが異なるため，re-staging に際しては注意が必要である[6]．

文献

1）　Enneking WF, et al. Clin Orthop Relat Res 1980; (153): 106-120.
2）　Amin MB, et al (ed). AJCC Cancer Staging Manual, 8th Ed, Springer, Switzerland, 2017.
3）　Brierley JD, et al (ed). International Union Against Cancer: TNM Classification of Malignant Tumors, 8th Ed, Wiley-Blackwell, New Jersey, 2017.
4）　Tanaka K, et al. Jpn J Clin Oncol 2019; **49**(2): 103-107.
5）　Steffner RJ, et al. J Am Acad Orthop Surg 2018; **26**(13): e269-e278.
6）　Fisher SB, et al. Ann Surg Oncol 2018; **25**(5): 1126-1132.
7）　Brierley JD ほか．UICC 日本委員会 TNM 委員会（訳），TNM 悪性腫瘍の分類，第 8 版，日本語版，金原出版，東京，2017: p.124-126.

3. 診断

a. 臨床症状

　軟部腫瘍の診断において，症状に対する問診は重要で，特に発症の状況と痛みの有無を聞くことにより，腫瘤が悪性か良性か非腫瘍性疾患か推定可能な場合がある．まず腫瘤の増大速度を知るために，腫瘤にいつ気づいたか，どのようにして気づいたか，その後診察時までに大きくなったという自覚があるかどうかを聞く．突然に出現した腫瘤や，あるいは数日で大きくなった腫瘤としては，膿瘍，筋肉内出血，結節性筋膜炎が鑑別診断となる．特に筋肉内出血は脳梗塞後などで抗凝固療法薬を内服している患者にみられることが多い．良性腫瘍の増大速度は比較的ゆっくりしているものが多いため[1~4]，疼痛や腫瘤触知などの症状持続期間は数年単位に及ぶのが一般的である．一方，悪性腫瘍は月単位で大きくなるのが通常である．ただし，悪性腫瘍でもまれではあるが，滑膜肉腫，類上皮肉腫などでは年単位で大きくなることがある[5,6]．したがって，年単位で大きくなったことだけで良性と確定するのは危険である．さらに良性腫瘍のなかでも神経鞘腫，血管腫などは出血すると急速に大きくなることがある．

　痛みの有無については，軟部腫瘍は良性でも悪性でも痛みを伴わないことが多いため，痛みを伴う腫瘍を知ることは診断上有用である．良性軟部腫瘍では血管腫[7]，グロムス腫瘍[8,12]，血管平滑筋腫[9,10]など，悪性腫瘍では滑膜肉腫[5,14]，悪性末梢神経鞘腫瘍[15]が自発痛をきたすことがある．非腫瘍性の腫瘤としては結節性筋膜炎[13]や血腫が痛みを伴うことがある．

　次に身体所見であるが，発生部位と大きさについては 1.疫学の c，d を参照されたい．腫瘍の性状については，皮下の腫瘍で軟らかい性状を示す腫瘍は脂肪腫と血管腫，リンパ管腫などで，血管腫は圧迫にて圧縮性を示すことも多い．また悪性腫瘍は，表面平滑もしくは結節状で，弾性硬であることが多く，境界も比較的明瞭で，骨との癒着がなければ可動性も比較的良好である．したがって腫瘍の性状のみから良・悪性を判断することは困難なことが多い．特徴的所見としては，神経鞘腫では腫瘍部の叩打により末梢側に放散する疼痛（Tinel sign），類上皮肉腫[15]での皮膚潰瘍が特徴的である．その他，腫瘍の所属リンパ節腫大がある場合は横紋筋肉腫[16]，明細胞肉腫[17]，類上皮肉腫[18]などが鑑別にあげられる．

b. 臨床検査所見

　悪性軟部腫瘍にみられる臨床検査値異常としては，類上皮肉腫に対する CA125[19,20]，低リン血症を示す phosphaturic mesenchymal tumor での線維芽細胞増殖因子 23（FGF23）[21]，腫瘍サイズの大きな高悪性度悪性軟部腫瘍での LDH 上昇，血清 CRP 高値[22] などである．

c. 画像診断

　X 線，超音波，単純 CT，MRI での腫瘍の組織型別の特徴的所見を表 10 に示す[23]．これらに加え，超音波検査は生検時の併用[24]，神経発生腫瘍の罹患神経の走行を特定[25,26]，隣接する組織の評価[27]などに有用である．また造影 CT は，術前手術計画において腫瘍と血管の位置関係や腫瘍による血管浸潤の有無を評価するのに有用である[28]．また転移の精査にも CT は有効であり，詳細は CQ 3 を参照されたい．

　軟部腫瘍の性状を評価するのに最も適した画像検査は組織分解能に優れている MRI である．特に脂肪系腫瘍，神経鞘腫，血管腫，ガングリオン，滑液包炎，リンパ管腫などの囊胞性疾患では特徴的な所見により，診断的価値がある（表 10）．また造影 MRI は囊胞と血管腫の鑑別，充実性腫瘍

表10　特徴的な画像所見とその組織型

検査種	組織型	特徴的所見
X線	脂肪腫	透過性の亢進
	骨化性筋炎	辺縁に強い骨化（zoning phenomenon）
	骨外性骨肉腫	中心部に不規則な骨形成や石灰化
	血管腫	大小の境界明瞭な丸い石灰化（静脈石） 隣接骨皮質の肥厚
	腱滑膜巨細胞腫	骨皮質のびらん
	滑膜性骨軟骨腫症	関節内多発性石灰化腫瘤，骨びらん
CT	筋肉内血管腫	腫瘍内の石灰化（静脈石）
	脂肪腫，高分化型脂肪肉腫 脂肪芽細胞腫，血管腫	腫瘍内脂肪成分
	腱滑膜巨細胞腫	隣接する骨の溶骨性変化
造影CT	悪性腫瘍全般	術前手術計画において腫瘍と血管の位置関係や腫瘍による血管浸潤の有無を評価
MRI	脂肪腫	T1，T2でともに脂肪と同信号
	高分化型脂肪肉腫／異形脂肪腫様腫瘍	脂肪腫と同様であるが，内部が不均一となるものがあり，鑑別には脂肪抑制，T2/STIR（short tau inversion recovery）と脂肪抑制での造影剤の取り込みが有用
	褐色脂肪腫，幼少時に発症する脂肪芽細胞腫	T1で脂肪以外の成分を描出し，脂肪より低信号を示し，脂肪抑制にて完全には抑制されない
	神経鞘腫	split fat sign，発生源の神経を示すentering and exiting nerve，T2で中心が低信号，辺縁が高信号を示し（target sign），造影により中心が造影される
	血管腫	境界が明瞭なものと広範囲に浸潤しているものがある．T2にてfluid-fluid levelを呈することがある．血流のある部分は無信号：flow void
	腱滑膜巨細胞腫，びまん型巨細胞腫（色素性絨毛結節性滑膜炎）	ヘモジデリン含有細胞が出現するため，鉄成分が信号強度に影響してT1，T2にて低信号を示す
	滑膜肉腫	T2にて壊死・液体を示す高信号，血液を示す比較的高信号，石灰化・線維組織を示す低信号を描出し，triple signal intensityと呼ばれる
	胞巣状軟部肉腫	T1にて筋より高信号を呈し，T2で非常に高信号．flow voidが認められる
	明細胞肉腫	メラニンを含むことがあり，T1でやや高信号，T2でやや低信号の場合がある
	粘液線維肉腫	筋膜に沿って広がることが多く，T2にてその広がりを評価する
	ガングリオンや滑液包炎，リンパ管腫	液体を反映し，T1で均一な低信号，T2で均一の非常に高い信号
	粉瘤	明瞭な被膜があり，その一部は皮膚と連続し皮下脂肪の存在しない部位がある

と血管腫の鑑別に有用な場合がある．PET/CTの有用性についてはCQ4，CQ5を参照されたい．

d．病理診断，遺伝子検査

　臨床経過，血液検査，画像検査に基づく臨床診断の精度は十分でなく，腫瘍の診断は病理診断によって確定される．病理診断のための検体採取を目的とする処置が生検であり，針生検，切開生検，

切除生検に分けられるが，これらについてはCQ 6，CQ 7を参照されたい．病理組織標本提出時には，依頼票に臨床経過と臨床診断を記載する．年齢，性別，部位，罹病期間，増大のスピード，大きさ，深さ，画像診断名などに加え，痛み，外傷との関連性，Tinel sign，関節，腱，神経，血管などとの連続性，初発か再発か，癌の既往歴，カフェオレ斑の有無，石灰化の有無，術前の化学療法や放射線治療の有無なども過不足なく記載する．また摘出検体の提出時には，検体のオリエンテーション，合併切除臓器との関係のほか，特に断端に近いと想定される部位など，検体処理や切り出しに必要となる情報を病理医に伝える．新鮮組織検体処理を整形外科が行う施設では，そのスケッチや写真を加えるとわかりやすい．病理医が肉眼所見をとり組織標本にする部位を選択する「切り出し」に立ち会い，できた組織標本を病理医と一緒に観察するのも勉強になる．

　軟部腫瘍の病理診断においては，組織型が多いことや希少性から診断の困難な症例も多く存在する．病理診断は一般に，臨床像や放射線画像を加味しつつ，主として組織形態学に基づき行われ，必要に応じて免疫組織化学的染色や遺伝子検査を援用する．

　軟部腫瘍の診断のために用いられる免疫組織化学的な分化マーカーのうち，上皮性腫瘍と非上皮性の軟部腫瘍との鑑別にはcytokeratinが用いられることが多い．cytokeratinは上皮性や中皮性腫瘍で陽性になるが，軟部腫瘍でも，上皮様の性格をもつ滑膜肉腫のほか，類上皮肉腫，平滑筋肉腫や血管肉腫をはじめとして，陽性例はまれでない．筋原性組織のマーカーとしてはdesmin，myogenin，MyoD1，α-smooth muscle actin，muscle specific actin，h-caldesmonなどが用いられる．desmin，muscle specific actinは横紋筋，平滑筋の両者で陽性となり，平滑筋肉腫や横紋筋肉腫，平滑筋腫などでも陽性となることが多い．myogeninとMyoD1は横紋筋に特異的なマーカーで，特にmyogeninは横紋筋肉腫の診断における感度と特異性が高く診断に有用である．α-smooth muscle actinは平滑筋に陽性となるが，筋線維芽細胞への分化を示す腫瘍や横紋筋肉腫，グロムス腫瘍でも陽性となる．血管内皮系マーカーとしてはCD31やERGなどが用いられ，血管腫，血管内皮腫，血管肉腫などで陽性になる．CD34も血管内皮マーカーとして使用されるが感度が低く，線維性腫瘍などでも陽性となり特異度も低い．Schwann細胞マーカーとしてはS100蛋白やSOX10が用いられる．明細胞肉腫やPEComaにおける色素細胞への分化の証明にはHMB45やMelanAを用いる．CD99についてはEwing肉腫におけるびまん性の膜陽性像が特徴的であるが，特異的ではない．

　上記分化マーカーのほか，近年では腫瘍型に特徴的な遺伝子異常検索の代替としての免疫染色マーカーがしばしば使用される[29]．その例としては，悪性ラブドイド腫瘍や類上皮肉腫に対するINI1，デスモイド型線維腫症に対するβカテニン，脱分化型脂肪肉腫に対するMDM2・CDK4などがあり，さらに最近では，孤立性線維性腫瘍に対するSTAT6[30]や類上皮血管内皮腫に対するCAMTA1[31]なども使用される．炎症性筋線維芽細胞腫瘍に対するALKやROS1[32]のように，治療戦略に直結する染色もある．

　一部の腫瘍型においては，特異的な遺伝子異常が知られており，その検索が診断に有用な場合がある．そうした例にはEwing肉腫におけるEWSR1-FLI1融合遺伝子や滑膜肉腫におけるSS18-SSX融合遺伝子の検索があげられる．また，まれには遺伝子異常により定義される腫瘍型もあり（CIC肉腫など），軟部腫瘍の病理診断における遺伝子検査の重要性は増している．遺伝子検査についてはCQ 2を参照されたい．

文献

　1）Gibbons CL, et al. J Bone Joint Surg Br 2002; **84**(7): 1000-1003.
　2）Al-Qattan MM, et al. Hand Surg 2005; **10**(1): 43-59.
　3）Glowacki KA, et al. Hand Clin 1995; **11**(2): 245-253.

4) Griffin N, et al. Skeletal Radiol 2007; **36**(11): 1051-1059.

5) Chotel F, et al. J Bone Joint Surg Br 2008; **90**(8): 1090-1096.

6) Rekhi B, et al. Virchows Arch 2008; **453**(2): 141-153.

7) Tang P, et al. Clin Orthop Relat Res 2002; (399): 205-210.

8) Takata H, et al. Hand Surg 2001; **6**(1): 25-27.

9) Giannakopoulos PN, et al. Hand Clin 1995; **11**(2): 191-201.

10) Lawson GM, et al. J Hand Surg Br 1995; **20**(4): 479-483.

11) Weiss SW, et al. Chapter 29, Benign tumors of peripheral nerves. Enzinger and Weiss's Soft Tissue Tumors, 5th Ed, Mosby-Elsevier, St Louis, 2008: p.853.

12) Bhaskaranand K, et al. J Hand Surg Br 2002; **27**(3): 229-231.

13) Weiss SW, et al. Chapter 8, Benign fibroblastic/myofibroblastic proliferations. Enzinger and Weiss's Soft Tissue Tumors, 5th Ed, Mosby-Elsevier, St Louis, 2008: p.177.

14) Scully SP, et al. Clin Orthop Relat Res 1999; (364): 220-226.

15) Weiss SW, et al. Chapter 30, Marignant tumors of the peripheral nerves. Enzinger and Weiss's Soft Tissue Tumors, 5th Ed, Mosby-Elsevier, St Louis, 2008: p.904.

16) Little DJ, et al. Cancer 2002; **95**(2): 377-388.

17) Kawai A, et al. Cancer 2007; **109**(1): 109-116.

18) Chbani L, et al. Am J Clin Pathol 2009; **131**(2): 222-227.

19) Kato H, et al. Jpn J Clin Oncol 2004; **34**(3): 149-154.

20) Hoshino M, et al. J Cancer Res Clin Oncol 2010; **136**(3): 457-464.

21) Imel EA, et al. J Clin Endocrinol Metab 2006; **91**(6): 2055-2061.

22) Nakanishi H, et al. Int J Cancer 2002; **99**(2): 167-170.

23) 軟部腫瘍診療ガイドライン策定委員会ほか（編）. 第4章 画像診断. 軟部腫瘍診療ガイドライン，第2版，南江堂，東京，2012.

24) Ho CF, et al. Clin Imaging 2003; **27**(4): 239-250.

25) Toms AP, et al. AJR Am J Roentgenol 2006; **186**(3): 805-811.

26) Tsai WC, et al. J Ultrasound Med 2008; **27**(2): 161-166; quiz 168-169.

27) Cheng JW, et al. Chang Gung Med J 2007; **30**(6): 547-554.

28) Yamamoto T, et al. Skeletal Radiol 2001; **30**(7): 384-387.

29) Hornick JL. Mod Pathol 2014; **27** (Suppl 1): S47-S63.

30) Yoshida A, et al. Am J Surg Pathol 2014; **38**(4): 552-559.

31) Shibuya R, et al. Histopathology 2015; **67**(6): 827-835.

32) Yamamoto H, et al. Histopathology 2016; **69**(1): 72-83.

4. 治療

a. 外科的治療

「切除術」は腫瘍組織を体内から摘出，除去することを目的とし，軟部腫瘍治療の要である．特に悪性軟部腫瘍の場合は，原則として腫瘍反応層の外で切除する広範切除術が行われる[1]．腫瘍反応層とは，腫瘍の膜様組織とその周囲の出血巣，変色した筋肉，浮腫状の組織など肉眼的な変色部を指し，切除縁評価に際しては，腫瘍とみなす．反応層を切除線が通過すれば辺縁切除縁である．広範切除縁とは，反応層が健常な組織で包まれるようにして切除されている状態である．この切除縁の概念を無視した unplanned excision は大きな犠牲を伴うことも多く，これについては CQ 1 にて検討が行われている．この CQ が本書の篇首に来ることの意味と重要性を読者は認識されたい．

切除縁の議論において，目指すものは腫瘍学的安全性と切除後患肢機能の可能な限りの両立である．そのための基本的な切除縁の概念と推奨については CQ 9 で述べられているが，日本と欧米での切除縁評価基準の差や頭頚部や後腹膜など部位による差，あるいは補助療法の影響など議論すべき点は多い．また近年は，切除縁概念を熟知したうえで，組織型によって考慮すべき切除縁に差をもたせる方向性が出てきている．本ガイドラインでは特に異形脂肪腫様腫瘍(CQ 8)，浸潤性悪性軟部腫瘍(CQ 10)における切除縁が検討されているので参照されたい．また，安全な切除縁でより機能的な患肢温存を行うために，CQ 11 で述べられているような止血デバイスなどの手術器具や，*in situ* preparation，血管再建術，皮弁形成術，陰圧閉鎖療法(negative pressure wound therapy：NPWT)などの術式の進歩も欠かせない[2,3]．

さらに本ガイドラインでは進行期例への対処として，遠隔転移を有する場合に原発巣や転移巣を切除するかどうかについて CQ 17，CQ 18 で検討されたが，エビデンスは確立されておらず今後の研究が待たれるところである．局所再発例に対する手術切除縁については CQ 19 を参照されたい．

最後に周術期の補助療法として化学療法については CQ 12 で，放射線療法については CQ 15 で，また高齢者における機能温存をはかるための辺縁切除＋放射線治療を計画することの是非について CQ 22 にて検討されているので参照されたい．

b. 薬物治療

悪性軟部腫瘍は，化学療法に対する感受性から円形細胞肉腫と非円形細胞肉腫に分けて考えることができる．円形細胞肉腫は，横紋筋肉腫や骨外性 Ewing 肉腫などの組織学的に小円形の肉腫細胞から成る腫瘍であるが，化学療法の有効性が確立しており，それぞれに最適化されたレジメンが標準治療となっている．骨外性 Ewing 肉腫においては骨原発の Ewing 肉腫と同じ治療戦略が採られ，vincristine, doxorubicin, cyclophosphamide(VDC)および ifosfamide, etoposide(IE)の交代療法が推奨されている[4,5]．横紋筋肉腫小児例では，転移の有無や発生部位などでリスク分類が行われ，リスク別に治療レジメンが規定されている．整形外科領域で扱う四肢発生の横紋筋肉腫は，ほとんどが中間リスク群に相当し vincristine, actinomycin D, cyclophosphamide(VAC) 3 剤によるレジメンが標準化学療法とされている[6,7]．

非円形細胞肉腫は紡錘形や多形性の細胞から成る悪性軟部腫瘍であり，円形細胞肉腫よりもはるかに発生頻度が高いが，化学療法感受性は低いことが多い．ただ，切除可能な非円形細胞肉腫に対しては doxorubicin および ifosfamide による補助化学療法の有効性を示すメタアナリシスがあり，本ガイドラインでも手術可能な高悪性度悪性軟部腫瘍に対しての周術期補助化学療法の有効性を CQ 12 で検討した．そこにも記載があるが，ISG-STS1001 試験[8]にみられるように，近年は組織型

表 11　組織型ごとの化学療法感受性と薬剤の選択オプション

組織型	化学療法感受性	第一選択薬	第二選択薬候補
脂肪肉腫			
粘液型 脂肪肉腫	S	DXR	trabectedin, IFM/IFM + DXR, eribulin
多形型脂肪肉腫	MS	DXR	IFM, eribulin, trabectedin, GEM*, DTIC*
脱分化型脂肪肉腫	MS	DXR	IFM, eribulin, trabectedin
異形脂肪腫様腫瘍 / 高分化型脂肪肉腫	R	–	–
その他の組織型			
平滑筋肉腫	MS	DXR	GEM* + DTX*, IFM, eribulin, pazopanib, trabectedin
横紋筋肉腫	S	VAC or VAI/VIE	
Ewing 肉腫	S	VDC/IE or VAIA	
滑膜肉腫	S	IFM, DXR	pazopanib, trabectedin, eribulin, DTIC*
類上皮肉腫	MS	DXR	IFM, pazopanib, trabectedin, eribulin
粘液線維肉腫	MS	DXR	eribulin, pazopanib, trabectedin, DTIC*
線維肉腫	MS	DXR	GEM*, eribulin, pazopanib, trabectedin, DTIC*
血管肉腫	MS	DXR, PTX	IFM, GEM*, eribulin, trabectedin, pazopanib
胞巣状軟部肉腫	R	sunitinib*	pazopanib, trabectedin, eribulin
明細胞肉腫	R	?	pazopanib, trabectedin, eribulin
骨外性粘液型軟骨肉腫	R		trabectedin, sunitinib*, pazopanib, eribulin

感受性　R：resistant, MS：moderately sensitive, S：sensitive
薬剤名　DTIC：dacarbazine, DTX：docetaxel, DXR：doxorubicin, GEM：gemcitabine, IFM：ifosfamide, PTX：paclitaxel, VAC：vincristine, actinomycin D, and cyclophosphamide, VAI：vincristine, actinomycin D, and ifosfamide, VAIA：vincristine, doxorubicin, ifosfamide, and actinomycin D
*：日本では保険適用外

　　ごとの薬剤選択が模索されており，本ガイドラインでも乳児線維肉腫に対しての化学療法を CQ 13 で，滑膜肉腫に対しての化学療法を CQ 14 で検討した．このように今後は組織診断ごとの化学療法レジメンがさらに検討されていくと考えられる．

　　一方，切除不能進行・再発悪性軟部腫瘍に対する化学療法については CQ 20 にて検討されている．現在 doxorubicin, ifosfamide とそれに続く pazopanib, trabectedin, eribulin など適応薬剤は増えている状況で，これらの化学療法剤の臨床試験結果とその適応についても CQ 20 に詳記されている．表 11 は上記 3 剤を含め組織型ごとの候補薬を提示した論文から改変した[9]．特に，第一選択薬である doxorubicin に対して抵抗性のことも多い明細胞肉腫や胞巣状軟部肉腫に対しての pazopanib，脱分化型脂肪肉腫への eribulin，粘液型脂肪肉腫への trabectedin など，効果の期待できる組み合わせについては今後の実臨床での効果の検証と投与順序や方法などの検討結果が待たれる．また，進行期悪性軟部腫瘍では積極的な臨床試験への参加も推奨される．現時点で臨床試験として行われているものは，UMIN[10]，がん情報サービス[11]，JSTAR[12] などのホームページで確認することができる．悪性軟部腫瘍は CQ 2 で述べられたように，融合遺伝子など，特定の遺伝子異常が発症にかかわることが判明している腫瘍があり，今後 driver gene oriented に薬剤の保険適用が認められるようになれば，希少がんである悪性軟部腫瘍治療薬が飛躍的に増える可能性もあり期待したい．

最後に，化学療法施行に際しては有害事象に対する注意が必要であり，患者の年齢や全身状態を考慮し適応を決定すべきであり，リスクとベネフィットに関する十分な説明を患者に行ったうえで実施すべきであることは論を俟たない．

c．放射線療法

　放射線療法は補助療法として手術と組み合わせて行う，切除縁が不十分な場合に行う，あるいは切除不能な腫瘍や転移巣に対して行うことは日常臨床で行われてきた．1998 年には前向き無作為化試験で，切除断端に腫瘍陰性あるいはごく一部の顕微鏡学的断端陽性例に対して，手術後に放射線療法を併用した群は放射線療法を施行しなかった群に比し有意に局所再発率が低下し，縮小手術に対する放射線療法は局所制御において有用であることが示された[13]．その後の報告を含め本ガイドラインではまず周術期の補助放射線療法の有用性について小線源治療も含め CQ 15 で詳細に検討した．また，実際の照射方法として，術前がよいのか術後がよいのかを CQ 16 で検討した．さらに 2016 年 4 月からは重粒子線治療が切除非適応の悪性骨軟部腫瘍に保険適用となり，CQ 21 にて様々な放射線療法と比較して検討している．また最近の高齢患者の増加に伴い，患肢機能温存を目指した辺縁切除＋放射線療法の有効性が CQ 22 にて検討されているので参照されたい．

　最後に放射線療法も線維化，浮腫，関節の拘縮，骨折などの合併症[13]や，二次がんの発生など[14〜17]のリスクがあり，化学療法と同様，リスクとベネフィットに関する十分な説明を患者に行ったうえで実施すべきである．

d．その他の治療

　温熱治療[18,19]，ラジオ波治療[20]，凍結療法[21]などが行われているが，エビデンスは少なく，今後の研究の進展を待ちたい．

文献

1）日本整形外科学会 骨・軟部腫瘍委員会（編）．骨・軟部肉腫切除縁評価法，金原出版，東京，1989.
2）Matsumoto S, et al. Int J Clin Oncol 2002; **7**(1): 51-56.
3）Chen YU, et al. Oncology Lett 2016; **12**(1): 757-763.
4）Grier HE, et al. N Engl J Med 2003; **348**(8): 694-701.
5）Granowetter L, et al. J Clin Oncol 2009; **27**(15): 2536-2541.
6）Crist WM, et al. J Clin Oncol 2001; **19**(12): 3091-3102.
7）Arndt CA, et al. J Clin Oncol 2009; **27**(31): 5182-5188.
8）Gronchi A, et al. Lancet Oncol 2017; **18**(6): 812-822.
9）Kawai A, et al. Adv Ther 2017; **34**(7): 1556-1571.
10）UMIN 臨床試験登録システム　UMIN Clinical Trials Registry（UMIN-CTR）<https://www.umin.ac.jp/ctr/index-j.htm>
11）国立がん研究センターがん情報サービス　臨床試験の詳しい情報（リンク集）<https://ganjoho.jp/public/dia_tre/clinical_trial/ct03.html>
12）JSTAR　臨床試験：軟部腫瘍 . <https://jstar.or.jp/archives/category/clinicaltrials/softtissuetumor>
13）Yang JC, et al. J Clin Oncol 1998; **16**(1): 197-203.
14）Sakai K, et al. Nippon Igaku Hoshasen Gakkai Zasshi 1986; **46**(6): 811-818.
15）Friedman DL, et al. J Natl Cancer Inst 2010; **102**(14): 1083-1095.
16）Sultan I, et al. Acta Oncol 2010; **49**(2): 237-244.
17）Nguyen F, et al. Int J Radiat Oncol Biol Phys 2008; **70**(3): 908-915.
18）Otsuka T, et al. Int J Clin Oncol 2001; **6**(5): 253-258.
19）Issels RD, et al. Lancet Oncol 2010; **11**(6): 561-570.
20）Thompson SM, et al. Curr Treat Options Oncol 2017; **18**(4): 25.
21）Fan W, et al. Oncotarget 2016; **7**(27): 42639-42649.

5. 予後

　悪性軟部腫瘍の治療経過（予後）は，腫瘍の広がり（大きさ＝T因子，リンパ節転移＝N因子，遠隔転移＝M因子）と生物学的悪性度（組織学的悪性度＝G因子）に大きく影響される．悪性軟部腫瘍は，悪性腫瘍全体からみると1％に満たない希少がんであるが，WHO分類（2013年版）では12に大分類され，さらに100以上の組織型に細分類される極めて多彩な腫瘍の総称である（表5）[1]．各々の腫瘍にはそれぞれ特有の組織像，遺伝子の異常，臨床的特徴，治療反応性が存在し，それらすべての予後を悪性軟部腫瘍という言葉の下に一纏めにして論ずることは，いささか乱暴な議論ともいえる．一方では，その希少性ゆえにそのような形でしか治療・研究・開発を進められないという実際上の問題も存在する．また悪性軟部腫瘍と一括りにすることではじめてみえてくる特徴も存在する．

　米国のNational Cancer Database（NCDB）に登録された26,144例の悪性軟部腫瘍を，American Joint Committee on Cancer / Union for International Cancer Control（AJCC/UICC）TNM staging system（第8版）に基づいて解析した結果，5年全生存割合はstage ⅠA 85.3％，stage ⅠB 83.0％，stage Ⅱ 79.0％，stage ⅢA 62.4％，stage ⅢB 50.1％，stage Ⅳ 13.9％であったと報告されている[2]．

　全国軟部腫瘍登録一覧表に2006〜2010年に登録された悪性軟部腫瘍3,685例の生存曲線を図6に示す．5年全生存率は77％であり，TNM staging system（第6版）別の5年全生存割合はstage Ⅰ 96％，stage Ⅱ 80％，stage Ⅲ 63％，stage Ⅳ 22％であった（図7）．また，同一覧表における主な組織型の5年全生存率は，脂肪肉腫90％，平滑筋肉腫69％，粘液線維肉腫88％，滑膜肉腫72％であった[3]．

　一方，悪性軟部腫瘍の予後は，従来のAJCC/UICC stagingには組み込まれていない様々な臨床病理学的因子（組織型，年齢など）によっても大きく左右されることが知られている．近年，これら重要な予後因子を統計学的に重み付けして組み合わせることによって，腫瘍患者の予後をより正確に予測することができる手法としてノモグラムが注目されている．悪性軟部腫瘍に関しても，欧米からのノモグラムに加え[4,5]，わが国の全国軟部腫瘍登録データを用いたノモグラムが開発されて

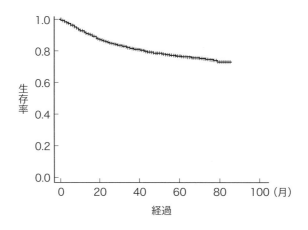

図6　悪性軟部腫瘍の全生存曲線
（文献3より転載）

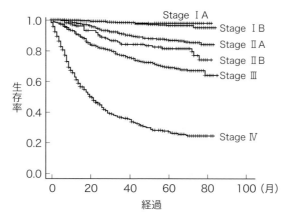

図 7　悪性軟部腫瘍の stage 別生存曲線
（文献 3 より転載）

おり[6]，今後，これら新たな手法を用いてそれぞれの悪性軟部腫瘍患者の予後をより精緻・正確に予測し，治療法の選択，フォローアップなどに役立てていくことが期待される．

文献

1）Fletcher CD, et al. WHO classification of tumours of soft tissue and bone. 4th Ed, IARC Press, Lyon, 2013.
2）Fisher SB, et al. Ann Surg Oncol 2018; **25**(5): 1126-1132.
3）日本整形外科学会 骨・軟部腫瘍委員会 / 国立がん研究センター（編）．全国骨・軟部腫瘍登録一覧表，2015.
4）Bagaria SP, et al. Ann Surg Oncol 2015; **22** Suppl 3: S398-S403.
5）Callegaro D, et al. Lancet Oncol 2016; **17**(5): 671-680.
6）Sekimizu M, et al. BMC Cancer 2019; **19**(1): 657.

Clinical Question

Clinical Question 1

軟部腫瘍に対して，unplanned excision* を行わないことを推奨するか（* 術前画像検査や生検を行わず切除を行うこと）

推奨			
推奨文	推奨度	合意率	エビデンスの強さ
●軟部腫瘍に対して，unplanned excision を行わないことを提案する．	2	92%	C

○解説○

　軟部腫瘍の治療方針として，腫瘍を切除する前に適切な画像診断および生検術による病理診断を行うことが推奨されている．しかし，実際の臨床現場では，軟部腫瘍に対して適切な画像検査や生検術による十分な検討なしに切除が行われることが，残念ながらあとを絶たない．切除後の病理診断が良性腫瘍であれば追加手術は一般的に必要ないが，悪性軟部腫瘍と診断された際には追加広範切除などの後治療が必要となる．このような画像検査や生検術を行うことなく，不十分な術前検討に基づいて行われた切除術は「unplanned excision」と呼ばれている．今回, unplanned excision（UE）症例の治療成績について検討を行った．UE により悪性軟部腫瘍と診断された場合，全生存率と局所再発率の両方のアウトカムへの悪影響が危惧されるため，この2つのアウトカムを重要と考えて評価した．最終的に5論文がスクリーニングされたが，エビデンスレベルが高い論文はなかった．1論文[1]では過去の論文から unplanned excision の特徴や治療成績のレビューが行われ，4論文[2~5]は retrospective な症例解析であった．

　アウトカムの「局所再発」の解析では，2論文[4,5]で同時期に標準的に治療した症例を対照として比較検討が行われ，1論文[4]では標準治療群の再発率（11%）よりも UE 群の再発率（24%）が有意に高かった．しかし，1論文[5]では5年無再発生存率は UE 群（87%）と標準治療群（87%）で有意差を認めていない．UE 群のみを解析した2論文では，再発率は 14%[3]，6%[2] であった．

　アウトカムの「全生存率」の解析では，標準治療群と比較検討した2論文[4,5]で，UE 群と標準治療群の生存率に有意差を認めなかった．しかし，stage Ⅲ（AJCC staging system）症例に限定した生存率解析では[4]，UE 群は標準治療群よりも統計学的に予後不良であった．また，UE 後の病理学的な残存腫瘍の有無について生存率解析すると[5]，残存腫瘍を認めた症例は認めなかった症例よりも有意に予後不良であった．UE 症例のみを解析した論文[3]の5年全生存率は 77% であり，高悪性度（HR 4.49，95% CI 1.75〜11.51，p = 0.0018），残存腫瘍あり（HR 3.07，95% CI 1.43〜6.58，p = 0.0037）が有意に予後不良因子であった．

　小さなサイズ，表在性発生で，低い stage の悪性軟部腫瘍に対して UE が行われる傾向がある[1]．これらの因子は一般的に治療成績が良好と考えられているが，システマティックレビューの結果では，標準治療群と比較して，UE 群は局所再発の危険性が高かった．UE 後の残存腫瘍は約 50% に

認められ，残存腫瘍は局所再発・遠隔転移の予後不良因子であった．UE 後の追加広範切除術では，手術侵襲部位を含めた広範で確実な腫瘍切除が必要である．そのため広い組織欠損が生じ形成外科的な再建手術も必要で，手術侵襲は大きくなり，手術の合併症発生率も高くなる[1]．また，術後機能障害も大きくなると予想される．しかし，画像検査や生検を行って切除することが，コストや資源に見合っているかどうかを報告する論文はなく，実臨床で証明することも難しい．

　以上より，軟部腫瘍を除する前に，適切な画像検査と生検術による病理診断を行うべきであり，UE を行わないことを提案する．

文献

1）Pretell-Mazzini J, et al. J Bone Joint Surg Am 2015; **97**(7): 597-603.
2）Giuliano AE, et al. J Clin Oncol 1985; **3**(10): 1344-1348.
3）Chandrasekar CR, et al. J Bone Joint Surg Br 2008; **90**(2): 203-208.
4）Qureshi YA, et al. Ann Surg Oncol 2012; **19**(3): 871-877.
5）Charoenlap C, et al. Cancer Med 2016; **5**(6): 980-988.

Clinical Question 2

軟部腫瘍の病理診断において，遺伝子検査は推奨されるか

推奨			
推奨文	推奨度	合意率	エビデンスの強さ
●軟部腫瘍の病理診断において，遺伝子検査を行うことを条件付きで推奨する．	2	85%	D

○解説○

　軟部腫瘍は多数の組織型が含まれる不均一な集団であるが，その一部の症例において組織型特異的な体細胞遺伝子変異が知られている．こうした変異には，遺伝子増幅，遺伝子融合，点突然変異などが含まれる[1,2]．軟部腫瘍の病理診断は一般に，臨床像や放射線画像を加味しつつ主として組織形態学に基づき行われ，必要に応じて免疫組織化学が援用されるが，これに遺伝子変異の検出を加えることが病理診断の精度向上に有用であるとする研究が複数ある．

　滑膜肉腫や隆起性皮膚線維肉腫のコンサルテーション例を含む検討では，7～15％の症例において，遺伝子検査の結果が組織学的診断の変更に寄与した[3,4]．分化のよい脂肪性腫瘍連続405例の検討では，4％の症例において遺伝子検査結果が診断の変更を促した[5]．特異的遺伝子変異のある6種類の肉腫に限定したGENSARC研究では，384例中14％の症例で遺伝子検査結果が組織学的診断の変更を促した[6]．欧州3地域（人口1,300万人）の住民において2年間に発生し新たに診断されたすべての軟部・皮膚・臓器肉腫（中間群を含む）を対象としたConticanetの病理診断見直し研究でも，融合遺伝子関連肉腫の可能性があり遺伝子検索が成功した236例のうち，13％で遺伝子検査が診断に必要であり（すなわち，遺伝子検査により，組織像や免疫形質からは考えにくいと思われた診断への変更が促され），同様に，高分化型・脱分化型脂肪肉腫の可能性があり遺伝子検索が成功した205例のうち，9％で遺伝子検査が診断に必要であった[7]．こうした結果から，特異的遺伝子変異を有する軟部肉腫が疑われる症例のうち概ね10％の症例で遺伝子検査が必要であり，90％の症例においては遺伝子検査が不必要であると推定される．一方，腫瘍型特異的な遺伝子変異が疑われた症例は，欧州3地域で診断された全軟部肉腫症例の約半数程度であったとされることから[7]，軟部肉腫の診断全体において遺伝子検査の必要な症例が占める割合は5％ほどと推定される．さらに，わが国の全国軟部腫瘍登録一覧表（2015年）のデータに基づけば，良性軟部腫瘍で病院を受診する症例は，中間群と悪性軟部腫瘍の2.2倍ほどとされ，良性腫瘍のほとんどでは遺伝子検索を必要としないので，もしこれらすべてに病理診断が行われたとしても，診断対象となる軟部腫瘍全体のうち遺伝子検索が必要とされる割合は2％未満と推定される．

　軟部腫瘍のごく一部の症例において遺伝子検査を実施することにより，遺伝子検査を実施しなかった場合に比べて患者の予後が改善することを示す強いエビデンスはない．しかし，遺伝子検査を行うことにより病理診断が変更となった症例のなかには，治療方針に重大なインパクトを与えた変更が複数含まれることは報告されている[6]．したがって，病理診断精度を向上させ，適切な治療を行うため，こうした限られた症例については積極的に遺伝子検査を行うことが望ましいと考えられる．通常の病理診断に加えて遺伝子検査を実施することには労力，コスト，時間を必要とし，またそもそも特徴的な遺伝子変異のない軟部腫瘍も多いため，軟部腫瘍全例に検査を行うことは現実的でもなく必要でもない．遺伝子検査の必要な症例をどのようにして同定するかについては，上記

複数の研究で, 組織像に基づく診断確度と遺伝子変異の検出率が正に相関することが一貫して示されていることが注目される[3,4,6,7]. すなわち軟部腫瘍を専門とする病理診断医が組織像から診断を確実と考えた症例においては一般に遺伝子検査は不要であり, 組織像と免疫染色の結果から遺伝子検査が必要な症例を適切に絞り込むことができると考えられる. また, 検査対象を特定の臨床像や病理組織像を示す症例に限定することで遺伝子検査の効率を最適化するための戦略も, 高分化型脂肪肉腫の診断においては提唱されている[5,8].

　軟部腫瘍における遺伝子変異の検出法は PCR ベースの手法, FISH 法, 次世代シーケンスなど様々であるが, 検体の状態などにより技術的に検査不能となることがある[7]. また各手法の遺伝子変異検出感度は 100% でなく[9], また偽陽性も生じうるが[10], 軟部腫瘍の遺伝子検査に対する外部精度管理体制は整っていない. さらに, 特異的遺伝子変異は各腫瘍型の全例で認められるわけではなく, 組織学的診断が確実なら遺伝子変異の有無により必ずしも診断を変更する必要がない場合もあって[3,7,11], 実際, 新規遺伝子変異がのちになって発見されることさえある. 同一の遺伝子変異が, まったく異なる腫瘍型に共通して認められる場合もあり注意が必要である. したがって, 軟部腫瘍の遺伝子検査は, 組織像や臨床像との緊密な対比のうえで, よく内部精度管理された施設で行うことが望ましい.

　以上から, 軟部腫瘍の病理診断において遺伝子検査を行うことを条件付きで推奨する. すなわち, ①軟部腫瘍について十分な診断経験のある病理医が, 組織像や免疫染色のみでは診断確定困難と感じた少数の症例のうち, ②特異的な遺伝子変異が腫瘍の形質から期待されるとき, ③よく内部精度管理された施設において行われる場合に限って, 遺伝子検査が推奨される. もっとも, こうした3つの条件を満たした場合であっても, 軟部腫瘍診断に有用な遺伝子検査の多くはその費用が医療保険でまかなわれず, さらに遺伝子検査体制の確立されている施設も少ないことから, 検査できないことが多いのも現実かと思われる.

文献

1) Hameed M. Expert Rev Mol Diagn 2014; **14**(8): 961-977.
2) Marino-Enriquez A, et al. Surg Pathol Clin 2016; **9**(3): 457-473.
3) Coindre JM, et al. Cancer 2003; **98**(12): 2700-2707.
4) Karanian M, et al. Mod Pathol 2015; **28**(2): 230-237. (追加文献)
5) Zhang H, et al. Am J Surg Pathol 2010; **34**(9): 1304-1311.
6) Italiano A, et al. Lancet Oncol 2016; **17**(4): 532-538.
7) Neuville A, et al. Am J Surg Pathol 2013; **37**(8): 1259-1268.
8) Clay MR, et al. Am J Surg Pathol 2015; **39**(10): 1433-1439. (追加文献)
9) Warren M, et al. Hum Pathol 2013; **44**(10): 2010-2019.
10) Hill DA, et al. Am J Surg Pathol 2002; **26**(8): 965-977.
11) Thway K, et al. J Clin Pathol 2010; **63**: 508-512.

Clinical Question 3

悪性軟部腫瘍の診断を受けた患者において，診断時遠隔転移検索として CT は推奨されるか

推奨			
推奨文	推奨度	合意率	エビデンスの強さ
●悪性軟部腫瘍の診断を受けた患者において，診断時遠隔転移検索としてCTを行うことを提案する．	2	100%	C

○解説○

　病理診断で中間型あるいは悪性軟部腫瘍の診断がなされたのち，遠隔転移の検索を目的にスクリーニング検査が行われる．遠隔転移の大多数を占める肺転移検索は胸部単純CTが有効である．また，肝転移や腹腔内転移の同定を目的として腹骨盤部造影CT検査が行われることがある．

　今回，中間型または悪性軟部腫瘍における遠隔転移検索を目的としたCTの有用性について，遠隔転移の診断率および生命予後改善効果を重要なアウトカムと考えて検討した．

1．胸部単純 CT

　四肢原発の中間群あるいは悪性軟部腫瘍の遠隔転移臓器としては，肺が最も高頻度であることが知られている．組織型[1~3]，腫瘍径[4,5]によって転移の頻度は様々であるが，診断時遠隔転移検索において肺転移は一般に5.6~7.9%でみられる[1~3]．

　腫瘍径に関しては，診断時に肺転移を生じている患者はAJCC/UICC stagingにおけるT1（最大径5cm未満）の患者では1%[1,2,5]，T2（最大径5cm以上）の患者では19%と報告されている[4]．

　また，診断時に肺転移が生じていることが多い組織型としては未分化多形肉腫，滑膜肉腫，悪性末梢神経鞘腫瘍，骨外性軟骨肉腫，類上皮肉腫，胞巣状軟部肉腫などがあり，少ない組織型としては粘液型脂肪肉腫，隆起性皮膚線維肉腫などがある[1~3]．診断時の生検検体から確定診断が得られない場合には悪性軟部腫瘍に準じて対応することを提案する[8]．

　初診時病期診断における胸部単純X線像は肺転移の診断感度が61~83%[1,4]と不十分であるため，肺転移の蓋然性が高いT2かつ高悪性度の患者では肺転移の評価として診断感度に優れる胸部単純CTを推奨する[2]．ただし，肺転移の早期発見が必ずしも生命予後改善にはつながらないとの報告がある[1]．

　肺転移の蓋然性が高くないT1あるいは中間群軟部腫瘍の患者に対しては，診断時の肺転移検索として胸部単純X線撮影のみを行うことは許容されうる．

2．腹骨盤部造影 CT

　悪性軟部腫瘍の診断時における腹骨盤部転移の頻度は0.7~5.6%と報告によって差がある[2,3]．腹骨盤部転移を有する患者は肺転移を合併することが多いが，肺転移の合併なく腹骨盤部転移のみ生じる患者が29~30%存在する[2,3]．腹骨盤部の検索が生命予後に及ぼす影響について解析した報告はない．腹骨盤部転移の頻度が不明確であるため，すべての患者に対する初診時に腹骨盤部造影CTによる遠隔転移検索を行う意義は不明確といえる．

　一方で，平滑筋肉腫，粘液型脂肪肉腫，類上皮肉腫といった組織型では，他の組織型よりも腹骨

盤部転移を生じやすい傾向がある[2,3]．また，一般に悪性軟部腫瘍の遠隔転移は血行性に生じることが多いが，所属リンパ節にリンパ行性転移をしやすい組織型として明細胞肉腫，類上皮肉腫，血管肉腫が知られており[9]，所属リンパ節の検索として胸・腹骨盤部造影 CT が推奨される．ただし，一般の骨悪性軟部腫瘍の診断時に全身 CT を撮影した場合，リンパ節転移の診断感度が 53％，遠隔転移の診断感度が 63％にとどまるという報告があり[6]，検査の限界を踏まえた対応が望まれる．

　CT 検査のリスクに関しては，日本におけるヨード造影剤による死亡率は 40 万使用例に 1 例，米国では 100 万例に 1 例との報告がある[7]．しかし，これは血管造影のように大量の造影剤を使用した患者，全身状態の悪い患者を含んだデータであり，悪性軟部腫瘍の初診時遠隔転移検索目的の造影 CT による死亡率との直接的な関連性は低い．

文献

1）Christie-Large M, et al. Eur J Cancer 2008; **44**(13): 1841-1845.（追加文献）
2）King DM, et al. Clin Orthop Relat Res 2009; **467**(11): 2838-2844.
3）Thompson MJ, et al. Bone Joint Res 2015; **4**(3): 45-49.
4）Porter GA, et al. Cancer 2002; **94**(1): 197-204.
5）Fleming JB, et al. Cancer 2001; **92**(4): 863-868.
6）Tateishi U, et al. Radiology 2007; **245**(3): 839-847.
7）Wysowski DK, et al. AJR Am J Roentgenol 2006; **186**(3): 613-615.（追加文献）
8）von Mehren M, et al. J Natl Compr Canc Netw 2018; **16**(5): 536-563.（追加文献）
9）Keung EZ, et al. Eur J Surg Oncol 2018; **44**(1): 170-177.（追加文献）

Clinical Question 4

悪性軟部腫瘍患者に対して，治療前の PET/CT は推奨されるか

推奨			
推奨文	推奨度	合意率	エビデンスの強さ
●悪性軟部腫瘍患者に対して，治療前の PET/CT を行うことを提案する．	2	100%	C

○解説○

　PET（positron emission tomography）検査は細胞の活動状況を画像でみることができる検査法で，全身の悪性腫瘍を一度の検査で評価できる．病理診断で悪性軟部腫瘍と診断された患者に対し，遠隔転移（肺や所属リンパ節など）の検査を行うこと（staging）は，治療方針を決めるために重要な情報である．今回，治療前の PET/CT 検査の有用性について検討を行った．治療前の画像診断という観点から，転移の診断，および原発腫瘍の悪性度診断というアウトカムを重要視した．スクリーニングの結果，5 論文が対象となった．

　アウトカムの「治療前の転移診断」として 4 論文を解析した[1~4]．3 論文[1,2,4]が横紋筋肉腫，1 論文[3]が悪性末梢神経鞘腫瘍の組織型に限定した報告であり，他の組織型ではエビデンスの強い論文はなかった．これらの組織型では，従来の検査法（conventional imaging）である CT，MRI 検査（感度82%）と比較して PET/CT 検査（感度 100%）が治療前の遠隔転移をより正確に診断可能であった（図1）．

　アウトカムの「予後の予測」を評価した 1 論文[5]で，2 論文を対象としたメタアナリシスが行われ，診断時の原発腫瘍の SUVmax（maximum standardized uptake values）が高い悪性軟部腫瘍は，低い腫瘍よりも有意に予後不良であったと報告されている（HR 1.15, 95% CI 1.05 ～ 1.27, $p = 0.004$）．しかし，SUVmax のカットオフ値については具体的に言及されていない．悪性末梢神経鞘腫瘍を対象として解析した 1 論文[3]では，治療前の SUVmax と予後の関連は認められていない．

　アウトカムの「治療効果の予測」に関して，横紋筋肉腫症例に限定して解析された 1 論文[4]で評価し，治療早期の完全奏効の診断率は PET/CT 検査が 69%，CT/MRI が 8% であり，PET/CT 検査の診断率が高かった．しかし，PET/CT 検査の検出限界サイズ以下の偽陰性もあり，PET/CT 検査は治療効果判定よりも予後予測に有用と考察されている．

　多くの悪性軟部腫瘍の遠隔転移は肺に生じるため，治療前の遠隔転移の検査（staging）として胸部 CT が推奨されている（CQ 3 参照）．しかし，まれであるがリンパ節転移や骨転移など肺以外の転移も生じるため，治療前の PET/CT 検査の実施も検討される．特に，肺以外の転移が高頻度に認められる組織型（明細胞肉腫，類上皮肉腫，胞巣状軟部肉腫など）では，治療前の遠隔転移診断（staging）に PET/CT 検査が提案される．診断時の原発腫瘍の SUVmax が予後と関連する可能性が指摘されているが，具体的な SUVmax のカットオフ値の設定は困難である．SUVmax の低下は臨床的に腫瘍細胞の活動性低下と考えられており，治療効果の予測のために PET/CT 検査を行うことが提案されるが，本 CQ ではその有用性が確認できなかった（CQ 5 参照）．

　なお，本邦においては，化学療法や放射線治療の効果判定を目的とした PET/CT は保険適用ではない．

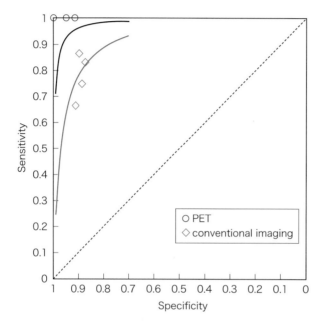

PET

Study	TP	FP	FN	TN	Sensitivity (95%CI)	Specificity (95%CI)	Sensitivity (95%CI)	Specificity (95%CI)
Eugene 2012	3	2	0	21	1.00 [0.29, 1.00]	0.91 [0.72, 0.99]		
Kiewvan 2014	6	0	0	16	1.00 [0.54, 1.00]	1.00 [0.79, 1.00]		
Recard 2011	4	0	0	9	1.00 [0.40, 1.00]	1.00 [0.66, 1.00]		
Tateishi 2009	15	1	0	19	1.00 [0.78, 1.00]	0.95 [0.75, 1.00]		

conventional imaging

Study	TP	FP	FN	TN	Sensitivity (95%CI)	Specificity (95%CI)	Sensitivity (95%CI)	Specificity (95%CI)
Eugene 2012	2	2	1	21	0.67 [0.09, 0.99]	0.91 [0.72, 0.99]		
Kiewvan 2014	3	2	1	14	0.83 [0.36, 1.00]	0.88 [0.62, 0.98]		
Recard 2011	5	1	1	8	0.75 [0.19, 0.99]	0.89 [0.52, 1.00]		
Tateishi 2009	13	2	2	18	0.87 [0.60, 0.98]	0.90 [0.68, 0.99]		

図1　治療前の転移診断

文献

1) Tateishi U, et al. Ann Nucl Med 2009; **23**(2): 155-161.
2) Ricard F, et al. Clin Nucl Med 2011; **36**(8): 672-627.
3) Khiewvan B, et al. Eur J Nucl Med Mol Imaging 2014; **41**(9): 1756-1766.
4) Eugene T, et al. Nucl Med Commun 2012; **33**(10): 1089-1095.
5) Kubo T, et al. Eur J Cancer 2016; **58**: 104-111.

Clinical Question 5

悪性軟部腫瘍患者に対して，治療後の PET/CT は推奨されるか

推奨			
推奨文	推奨度	合意率	エビデンスの強さ
●軟部腫瘍患者に対して，治療後の PET/CT を行うことを提案する．	2	92%	C

○解説○

　PET（positron emission tomography）検査は細胞の活動状況を画像でみることができる検査法で，全身の悪性腫瘍の局在を一度の検査で評価できる．悪性軟部腫瘍治療後の経過観察では，定期的な画像検査で局所再発，遠隔転移の有無を評価する必要がある．今回，治療後の PET/CT 検査の有用性について検討を行った．治療後の画像診断という観点から，再発・転移の診断および治療効果・予後の予測といったアウトカムを重要視した．スクリーニングの結果，11 論文が対象となった．

　アウトカムの「再発・転移の診断」として 10 論文を解析した [1~10]．PET/CT 検査の有用性を prospective に解析した 1 論文 [9] 以外は，すべて retrospective な症例集積研究であり，対象も悪性軟部腫瘍だけでなく悪性骨腫瘍も含まれている研究が 3 論文あった [1,4,7]．組織型や発生部位を限定して解析した報告が 2 論文あり [5,6]，重粒子線治療症例のみを対象とした報告が 1 論文あった [7]．5 論文 [1,2,7,8,10] で局所再発の診断に限定して PET/CT 検査の有効性を検討していた．3 論文 [2,7,10] では，MRI で局所再発の診断が不確実だった症例で，PET/CT 検査の有用性が示された．しかし，2 論文 [1,8] では，MRI と PET/CT 検査による局所再発診断の感度は同等であった．PET/CT 検査の利点として，一度の検査で局所再発と遠隔転移の診断が可能であることも報告されている [1]．また，1 論文 [1] では遠隔転移についても検討され，肺転移の診断では CT と PET/CT 検査は同等であったが，肺以外の遠隔転移の診断では PET/CT 検査が非常に有用であったとされている．その他の 5 論文 [3~6,9] では再発と転移を併せて解析しており，すべての論文で PET/CT 検査は CT，MRI よりも感度が高いと報告されている．

　CT，MRI と比較した 8 論文を総括すると，PET/CT 検査の再発・転移を診断する感度は 91%，CT，MRI の感度は 81%，メタアナリシスでは HR 0.11（95% CI 0.01~0.20，$p = 0.03$）（図 1）であり，再発・転移の診断では，CT，MRI と比較して PET/CT 検査が，わずかな差であるが有意に高かった．しかし，治療後経過観察期間中の局所再発は MRI で診断可能なことが多く，また被曝の問題がなく医療費も安いため，局所再発診断の画像検査としては MRI が望ましい．MRI で再発診断が不確実な場合に，PET/CT 検査を追加で行うことが提案される．肺転移に対する PET/CT 検査の有用性は証明されておらず，一般的な悪性軟部腫瘍の遠隔転移先は肺転移が最も多いため，治療後経過観察期間中の肺転移診断には胸部 CT が用いられる（CQ 3 参照）．しかし，肺以外の転移が高頻度に認められる組織型（粘液型脂肪肉腫，明細胞肉腫，類上皮肉腫，胞巣状軟部肉腫など）の遠隔転移の診断には PET/CT 検査も提案される．

　アウトカムの「治療効果の予測」，「予後の予測」として，最終的に 3 論文を解析した [5,7,11]．治療前後の SUVmax（maximum standardized uptake values）値を比較し，SUVmax 値が低下していれば，治療効果ありと判定した．しかし，腫瘍サイズの変化や病理組織学的な変化と客観的に比較検討して評価した論文はなかった．SUVmax は腫瘍細胞の活動性を反映すると考えてお

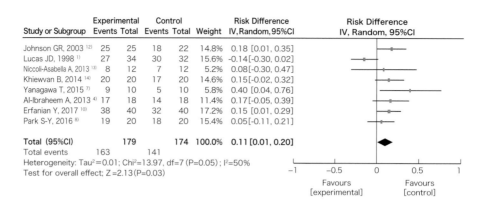

図1 転移・再発の診断

り，治療後の SUVmax の変化から治療効果の予測は可能と考えられるが，その臨床的意義はいまだ不明である．治療後の SUVmax の変化は治療効果判定よりも予後予測に適していると考えられている（CQ 4 参照）．2 論文[5, 11]では，化学療法もしくは放射線化学療法前後に SUVmax が 30 ～ 40％以上低下した症例は，予後良好であった．しかし，重粒子線治療後の SUVmax の変化は予後と相関しなかった[7]．重粒子線治療は局所療法であり，その治療によって遠隔転移の発生率が大きく改善されるとは考えにくく，そのため予後と相関しなかったものと考えられる．全身治療後のSUVmax の変化は治療効果を反映し，予後予測に有用と考えられる．

　なお，本邦においては，化学療法や放射線治療の効果判定を目的とした PET/CT は保険適用ではない．

文献

1）Lucas JD, et al. J Bone Joint Surg Br 1998; **80**(3): 441-447.
2）Tan H, et al. Clin Nucl Med 2013; **38**(12): 1002-1005.
3）Iagaru A, et al. Clin Nucl Med 2008; **33**(1): 8-13.
4）Al-Ibraheem A, et al. Cancer 2013; **119**(6): 1227-1234.
5）Khiewvan B, et al. Eur J Nucl Med Mol Imaging 2014; **41**(9): 1756-1766.
6）Hwang IK, et al. Medicine (Baltimore) 2015; **94**(7): e546.
7）Yanagawa T, et al. Radiat Oncol 2015; **10**: 259.
8）Park S-Y, et al. Skeletal Radiol 2016; **45**(10): 1375-1384.
9）Kassem TW, et al. Diagn Interv Imaging 2017; **98**(10): 693-698.
10）Erfanian Y, et al. Eur J Nucl Med Mol Imaging 2017; **44**(11): 1823-1831.
11）Schuetze SM, et al. Cancer 2005; **103**(2): 339-348.
12）Johnson GR, et al. Clin Nucl Med 2003; **28**(10): 815-820.
13）Niccoli-Asabella A, et al. Nucl Med Commun 2013; **34**(1): 32-39.
14）Khiewvan B, et al. Eur J Nucl Med Mol Imaging 2014; **41**(9): 1756-1766.

Clinical Question 6

5 cm 以上の軟部腫瘍に対して，術前の生検は推奨されるか

推奨			
推奨文	推奨度	合意率	エビデンスの強さ
● 5 cm 以上の軟部腫瘍に対して，術前の生検を行うことを提案する.	2	100%	D

○ 解説 ○

　5 cm 以上の軟部腫瘍は悪性腫瘍である可能性が高いとされている[1,2]. 軟部腫瘍の治療方針が生検標本の病理診断によって決定されること[1]や生検を行うことによって，無計画切除（unplanned excision）を受けた場合と比べ，生検標本による正しい病理診断のもと，適切な手術が行われることにより局所再発や遠隔転移の発生を予防でき，その後の手術回数が有意に 0.82 倍に減少するとの報告[3]があることから，術前の生検の意義は小さくないと考えられる. 生検方法は針生検，切開生検，切除生検に分類される. 各々に利点と欠点があるため，状況に応じて使い分ける必要がある. 生検操作は腫瘍の手術に精通した医師が行うことが望ましい[4]. 生検に伴う疼痛，感染などの合併症は，精通した医師が行うことにより，発生率が低下すると考えられる.

　針生検は組織診断を主目的に行われる. 外来で局所麻酔下に実施可能で，患者への侵襲が小さいため広く用いられている. しかし本手技には，組織採取量が十分でない場合や標本内に腫瘍が含まれているか確認できないために診断に不適切な標本しか得られないこと，あるいは止血操作が不十分で実施後に血腫が広がることがあるなどの欠点がある.

　切開生検は，皮膚を切開し腫瘍を直視しながら腫瘍組織の一部を採取する方法である. 通常は組織診断に十分量の腫瘍組織を採取することが可能であり，術中に迅速診断を行うことにより，診断可能な組織が採取できたか確認することができる. 切開生検の注意点は以下のとおりである[2].

　①皮膚切開は皮膚や軟部組織の再建が容易な四肢長軸に沿って入れる（図1）.

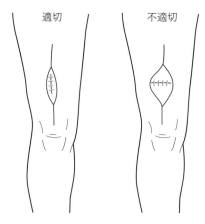

適切　　　不適切

図1　皮膚切開の方向
生検時の皮切を横方向に入れてしまうと，腫瘍広範切除の際，皮切に直交する多くの筋肉の合併切除が必要になる. また，横方向の大きな皮膚欠損が生じるため，皮膚の一次縫合が困難となり，植皮や皮弁が必要になる.

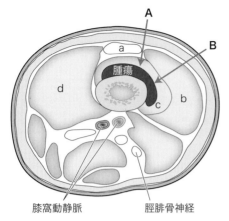

膝窩動静脈　　　　　脛腓骨神経

　　a：大腿直筋，b：外側広筋，
　　c：中間広筋，d：内側広筋

図2　切開生検時のアプローチの注意点

腫瘍は左大腿中間広筋内に存在する．腫瘍を生検する際にAのルートを用いると，広範切除時にa（大腿直筋），b（外側広筋），c（中間広筋）を合併切除することになる．Bのルートを採用した場合，b（外側広筋），c（中間広筋）は犠牲になるが，a（大腿直筋）を温存することが可能となる．

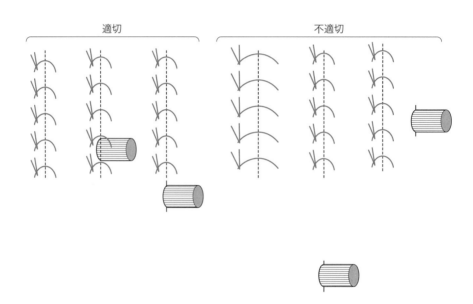

　　　　　適切　　　　　　　　　　　　　　不適切

図3　切開生検時のドレーンの位置と縫合の注意点

ドレーンは入れないか（左端），切開創におくか（左から2番目），切開線延長上のすぐ近傍におく（左から3番目）ようにする．縫合糸を幅広く掛けたり（右から3番目），ドレーンを切開線から離れた所におく（右から2番目と右端）のは腫瘍の汚染が広がる可能性が高く不適切である．

②腫瘍細胞の播種を避けるため重要な神経血管の近傍を進入経路としない．

③複数の筋の腫瘍汚染を避けるため，筋間ではなく単一の筋内を進入経路とする（図2）．

④進入経路の皮下組織や筋の剝離は最小限にとどめる．

⑤出血による血腫の広がりを防ぐために確実に止血する．

⑥ドレーンの設置を行う場合は，皮膚切開上あるいはその延長線上のすぐ近傍に設置する（図3）．

⑦縫合針はなるべく幅を狭く掛ける（図3）．

⑧画像所見上壊死組織や血腫が予想される部位からの採取を避ける．

切除生検に関してはCQ7で述べる．

文献

1）Lopez-Pousa A, et al. Clin Transl Oncol 2016; **18**(12): 1213-1220.
2）Okada K. J Orthop Sci 2016; **21**(6): 705-712.
3）Guadagnolo BA, et al. Am J Clin Oncol 2012; **35**(5): 455-461.
4）Dangoor A, et al. Clinical Sarcoma Res 2016; **6**: 20.（追加文献）

Clinical Question 7

２cm 以下の軟部腫瘍に対して，切除生検は許容されるか

推奨			
推奨文	推奨度	合意率	エビデンスの強さ
● ２cm 以下の軟部腫瘍に対して，切除生検を許容することを条件付きで推奨する．	2	100%	D

○解説○

　切除生検とは，腫瘤または腫瘍全体を切除して病理組織診断を行う生検方法で，診断と治療を兼ねた手技である．２cm 以下の軟部腫瘍に対する針生検や切開生検は，実臨床においてはしばしば実施困難な手技である．また，５cm 以上の軟部腫瘍は悪性腫瘍である可能性が高いことが報告されており，反対に２cm 以下の小さな軟部腫瘍は良性腫瘍である可能性が高い[1,2]．切除生検は，腫瘍の大きさが小さいために針生検や切開生検の実施が困難で，かつ，切除生検で悪性と判明した場合も生検創を含めた追加広範切除を行いやすい部位の腫瘍に対しては適応があると考えられる[3]．

　具体的な適応条件は以下のとおりである[2,4]．

①大きさが針生検や切開生検を行うには小さい（２cm 以下）こと（図１）

②浅在性（皮下）であること

③重要な臓器（血管神経を含む）から離れていて切除生検時にそれらを剝離する必要がないこと

④ MRI などの術前画像診断が適切に行われていること

　切除された腫瘍が結果的に良性腫瘍であった場合，一度の介入で治療が完結する．また，まれではあるものの悪性腫瘍であった場合も，上記の条件が満たされていれば比較的安全に根治性の高い追加治療を行うことが可能である．したがって，２cm 以下の軟部腫瘍に対して，切除生検の実施

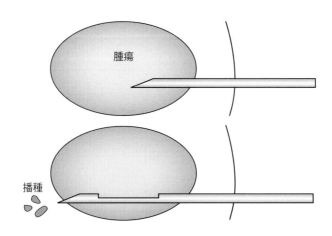

図１　小さい腫瘍に対する針生検の注意点
小さい腫瘍の場合は貫通による深部播種に特に注意を要する．腫瘍に対し生検針を深く入れすぎると腫瘍を深部へ播種することになるため，切除生検のほうが安全である．

は条件付きで（上記②〜④の条件を満たす場合）許容される.

　切除生検と異なり，十分な術前画像検査をせず，良性であろうという安易な判断の下，切除縁の考慮なしに行われるものは無計画切除（unplanned excision）と呼ばれ，40％以上の症例で腫瘍の残存が報告されており[5]，厳に慎むべき手術手技である（CQ 1 参照）. unplanned excision 後では手術野に腫瘍汚染が広がるため，追加広範切除の範囲は一期的な広範切除に比べ広範なものとなり，しばしば皮弁や植皮などの追加処置を要し，時には醜形や機能障害の残存，予後の悪化も懸念される. 切除生検と unplanned excision はまったく違う概念であり，両者を決して混同してはならない.

文献

1) Lopez-Pousa A, et al. Clin Transl Oncol 2016; **18**(12): 1213-1220. （追加文献）
2) Okada K. J Orthop Sci 2016; **21**(6): 705-712. （追加文献）
3) Dangoor A, et al. Clinical Sarcoma Res 2016; **6**: 20. （追加文献）
4) Khoo M, et al. Skeletal Radiol 2017; **46**(7): 919-924.
5) Hoeber I, et al. Ann Surg Oncol 2001; **8**(1): 80-87.

Clinical Question 8

四肢および表在体幹発生の異型脂肪腫様腫瘍に対して，広範切除と比較して辺縁切除は推奨されるか

推奨			
推奨文	推奨度	合意率	エビデンスの強さ
●四肢および表在体幹発生の異型脂肪腫様腫瘍に対して，広範切除と比較して辺縁切除を行うことを提案する．	2	100%	C

○解説○

　本疾患は 60 歳以上の特に大腿部に好発する中間群軟部腫瘍で，多くは年単位で緩徐に増大する深在性の大きな腫瘍として同定される．近年は MDM2 や CDK4 の発現を評価することで，脂肪腫との区別がより明確となってきた．四肢および表在体幹発生の高分化型脂肪肉腫は 2013 年の WHO の病理分類では「異型脂肪腫様腫瘍」と定義され，後腹膜に発生する高分化型脂肪肉腫とは区別されている[1]．本 CQ ではいわゆる異型脂肪腫様腫瘍について述べ，アウトカムは辺縁切除および広範切除後の局所再発率と脱分化や転移を含めた生存を重要視した．

　異型脂肪腫様腫瘍における辺縁切除は，良好な局所制御が得られ推奨されるとの報告が散見される[1~5]．また，広範切除と辺縁切除を比較した観察研究が報告され[6~12]，広範切除群でより良好な局所制御を示唆している（図 1）．これらを含む 1,143 例のメタアナリシスでは，1,143 例全体の局所再発率は 15.2%（174 例）で，脱分化型脂肪肉腫としての再発は 1.2%（14 例），全症例で遠隔転移は示されなかった[12]．切除縁が明らかにされている症例での局所再発率は，広範切除群の 7.0%（15 例 /213 例）に対して辺縁切除群は 17.0%（83 例 /488 例）と有意に（$p < 0.05$）広範切除群で良好な局所制御が得られていた[12]．この結果からは，四肢および表在体幹部に発生する異型脂肪腫様腫瘍は脱分化再発や遠隔転移の発生はまれで生命予後良好であること，また局所再発が生命予後に影響を与えにくい本疾患の特徴を考慮すると，良好な局所制御のためには広範切除を行うことが望ましいが，機能温存のために辺縁切除を行うことも症例によっては許容されうると考えられる．特に，大腿深層に発生した場合には，その多くが主要な神経血管束に隣接するため，これらを切除縁

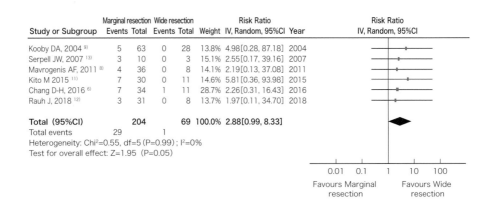

図 1　異型脂肪腫様腫瘍の切除縁と局所再発

に含めた広範切除は高齢者の歩行機能を著しく損なうものとなり，このような症例において神経血管束の温存を目的とした辺縁切除はひとつの選択肢となりうる．一方で，異型脂肪腫様腫瘍といえども確実な局所制御のためには切除縁の確保が重要であることは論を俟たないが，切除縁確保による機能損失が大きくない場合，もしくは術後の機能損失や合併症が許容される場合には広範切除が考慮され，その局所制御は良好である．

　四肢および表在体幹発生の異型脂肪腫様腫瘍 171 例に対する辺縁切除を行ったところ，硬化型亜型が有意に（$p = 0.01$）局所制御の不良因子であったと報告されている[4]．また辺縁切除を行った 63 例中 5 例が再発し，いずれも硬化型であったとも報告されている．今後この組織亜型を切除縁設定の際に考慮すべきか検討が必要と考えられる[9]．

文献

1）Dei Tos AP, et al. WHO Classification of Tumours of Soft Tissue and Bone, Volume 4, 2013: p.33-36.（追加文献）
2）Sommerville SM, et al. ANZ J Surg 2005; **75**(9): 803-806.
3）Kubo T, et al. Surg Oncol 2006; **15**(3): 167-171.
4）Mussi CE, et al. Ann Surg Oncol 2014; **21**(13): 4090-4097.
5）Kemp MA, et al. J Hand Surg Am 2011; **36**(1): 94-100.
6）Chang D-H, et al. Ann Plast Surg 2016; **76** Suppl 1: S8-S12.
7）Yamamoto N, et al. Anticancer Res 2012; **32**(5): 1821-1825.
8）Mavrogenis AF, et al. Orthopedics 2011; **34**(12): e893-E898.（追加文献）
9）Kooby DA, et al. Ann Surg Oncol 2004; **11**(1): 78-84.
10）Cassier PA, et al. Ann Oncol 2014; **25**(9): 1854-1860.（追加文献）
11）Kito M, et al. Eur J Surg Oncol 2015; **41**(3): 400-406.
12）Rauh J, et al. BMC Musculoskelet Disord 2018; **19**(1): 152.（追加文献）
13）Serpell JW, et al. ANZ J Surg 2007; **77**(7): 524-529.
14）Errani C, et al. Orthopedics 2016; **39**(4): e610-e614.

Clinical Question 9

悪性軟部腫瘍に対して，広範切除は推奨されるか

推奨			
推奨文	推奨度	合意率	エビデンスの強さ
●悪性軟部腫瘍に対して，広範切除を行うことを提案する．	2	85%	C

○解説○

本 CQ では，悪性軟部腫瘍に対して広範切除術を行った効果について，生存率改善，局所制御率の改善，術後機能に及ぼす影響に分類して検討した．広範切除は腫瘍学的断端陰性を目的とした手術手技であるが，その量および質的範囲は切除縁評価法により大きく異なる．切除縁評価には，病理学的評価 R0：顕微鏡的断端陰性，R1：顕微鏡的断端陽性での判定と，肉眼的評価では欧米の Enneking 分類とわが国の日本整形外科学会切除縁評価法（日整会評価法）[1] があるため，これら評価法の違いについて着目して検討を行った．広範切除の文献はすべて後ろ向き観察研究で，文献ごとに対象となる疾患，発生部位，補助療法の関与，切除縁評価法など多様なバイアスが存在した．

1．生存率改善効果

生存率（予後）に関連があるとされる臨床因子は一般に stage を規定する「組織学的悪性度」，「サイズ」，「転移の有無」があり，広範切除が予後に及ぼす効果についての定説は確立されていない．広範切除術と予後に関する記載のある 6 文献[2〜7]を抽出して検討した結果，発生部位，補助療法の有無，切除縁評価法などが異なっておりその結果を単純に統合することはできないが，6 文献すべてにおいて広範切除群の生存率が高く，5 文献では統計学的にも有意差があった．

四肢だけではなく，頭頚部，後腹膜，臓器（消化管，泌尿器，婦人科臓器）など多彩な発生部位を含む 2,084 例の大規模な解析では，広範切除は local recurrence-free survival（LRFS：局所無再発生存率），disease-specific survival（DSS：疾患特異的生存率）のいずれにおいても有意に改善効果を認め，部位別サブ解析でも広範切除は予後を改善した[3]．

切除縁の距離について言及した文献では，四肢深部発生，中〜高悪性悪性軟部腫瘍 248 例を対象に，広範切除後の病理学的切除縁を 2 mm 未満の inadequate margin と 2 mm 以上の adequate margin に分類した場合，metastasis-free survival（MFS：無転移生存率），over-all survival（OS：全生存率）において有意に inadequate margin の予後が不良であった[5]．一方で四肢発生悪性軟部腫瘍 643 例の解析では，顕微鏡的断端陰性：R0 は MFS および DSS を有意に改善したが，距離を分類して，close margin / wide margin（1 mm 未満，1 〜 5 mm，5 mm 以上）としても有意差はなかった[7]．

2．局所制御率改善効果

局所制御率（再発）については，外科的に広範切除することが最も重要であることは定説となっているが，切除縁評価法と疾患背景によって獲得される局所制御率は異なる．広範切除術と局所制御率に関する記載のある 8 文献[1〜8]を抽出して解析した結果，発生部位，放射線を主とする補助療法の有無，切除縁評価法などが異なりその結果を単純に統合することはできないが，8 文献すべてにおいて広範切除術により有意に局所制御率の向上効果を認めた．

四肢および頭頸部，後腹膜，臓器（消化管，泌尿器，婦人科臓器）など多彩な発生部位を含む解析では，全体での広範切除の局所制御率は有意な改善効果を認めたが，部位別サブ解析では後腹膜に限って，positive margin の再発リスクは negative margin の 1.2 倍で有意差はなかった．また，組織型別ではデスモイド型線維腫症を含む線維肉腫に限って positive margin の再発リスクは 1.2 倍で有意差はなかった[3]．軟部組織の余裕が少ない手足に限って解析した報告では，negative margin は有意に局所制御率が高かった[8]．

　切除縁評価の方法に関しては 8 文献中 5 文献が顕微鏡的断端評価 R0/R1 で分類し，うち 2 文献では距離の評価もなされていた[5,7]．肉眼的評価では日本整形外科学会評価法[1]，と Enneking 分類（解剖学的コンパートメント切除）[2]で分類されていた．四肢深部発生，中〜高悪性悪性軟部腫瘍 248 例を対象に，広範切除後の病理学的切除縁を 2 mm 未満の inadequate margin と 2 mm 以上の adequate margin に分類した場合，有意に inadequate margin の局所制御率が低かった．また，R0 margin のなかでも inadequate margin の 5 年再発率は 11.6％で，adequate margin の 2.4％の局所制御率が優れていた[5]．一方で四肢発生悪性軟部腫瘍 643 例の解析では，R0 は局所制御率を有意に改善したが，距離を分類して，close margin / wide margin（1 mm 未満，1〜5 mm，5 mm 以上）としても有意差はなかった[7]．この報告では Grade 2〜3 の腫瘍に全例放射線療法が施行され，92％の症例で R0 切除が達成されていたが，全体の局所制御率は 65％と他の報告に比べ極めて不良という問題点がある．日本整形外科学会評価法では，切除縁を距離と解剖学的 barrier の介在で評価し，広範切除縁が獲得できた症例は marginal 切除縁以下と比較して良好な局所制御となっていた[1]．その他の報告では切除縁陽性の背景に言及し，神経，血管，骨などの重要構造を温存するため恣意的に接近した部位に限定した場合，5 年局所制御率は negative margin の 97％に対し positive margin は 85.4％で有意差（$p = 0.015$）はあるものの，positive margin でも比較的良好な局所制御であった．一方で，これを合併切除して negative margin を確保した場合の局所制御率 91.2％と比較すると positive margin 85.4％との間に有意差はなかった（$p = 0.8$）．よって，広範切除にこだわり重要構造を犠牲にするよりも積極的温存を推奨している[4]．このシリーズでは全例で術前または術前＋術後ブーストで放射線照射が行われていることに注意を要する．

3．術後機能に及ぼす影響

　広範切除と機能予後，合併症について言及した文献は少なく，四肢および体幹発生限局性症例 728 例の解析では，術後合併症について Clavien-Dindo scale で Grade 1〜2：minor 合併症は 33％，Grade 3〜4：major 合併症は 8％に発生していた．合併症のリスクファクターは American Society of Anesthesiologist（ASA）class 2〜3，size > 8 cm，体幹発生，multifocal/multi-compartmental な局在で，切除縁 R0/R1/R2 については有意な相関はなかった[9]．機能予後では good/poor（good：軽度機能障害および治療を要さない痛み，poor：中等度以上の運動制限または治療を要する痛み）で分類し，poor は R0 切除で 9％，R1/2 切除で 21％（$p < 0.001$）で発生し，単変量解析では有意差があったが多変量解析では差がないと述べられている．しかし，実臨床では「広範切除により安全な切除縁を確保する」ことと「腫瘍が近接する機能的重要構造を温存する」ことは相反する概念であるため，その解釈には注意を要する．

　広範切除の文献はすべて後ろ向き観察研究でエビデンスの質は低く，文献ごとに対象となる疾患，発生部位，補助療法の関与，切除縁評価法が異なることで多様なバイアスが存在した．しかし，すべての文献の結果は一貫性をもって広範切除の治療成績が良好であることを示したことから，広範切除が有益であることの確実性は高いと考えられた．広範切除により，生存率と局所制御率は向上し，一方で切除後の患肢機能についてもコストとならないことが示されたため，患者の価値観や治

療による負担，利益 / コストの観点においても，広範切除を行うことを提案する.

文献

1）阿江啓介ほか．Bone Joint Nerve 2017; **7**(3): 459-468.
2）Vraa S, et al. Acta Orthop Scand 2001; **72**(1): 72-77.
3）Stojadinovic A, et al. Ann Surg 2002; **235**(3): 424-434.
4）O'Donnell PW, et al. Cancer 2014; **120**(18): 2866-2875.
5）Novais EN, et al. Clin Orthop Relat Res 2010; **468**(11): 3003-3011.
6）Potter BK, et al. J Bone Joint Surg Am 2013; **95**(20): e151.
7）Harati K, et al. Oncologist 2017; **22**(11): 1400-1410.
8）Lin PP, et al. Cancer 2002; **95**(4): 852-861.
9）Stoeckle E, et al. Eur J Surg Oncol 2017; **43**(6): 1117-1125.

画像上浸潤所見を有する悪性軟部腫瘍に対して，浸潤範囲を考慮した切除縁の設定は推奨されるか

推奨			
推奨文	推奨度	合意率	エビデンスの強さ
●画像上浸潤所見を有する悪性軟部腫瘍に対して，浸潤範囲を考慮した切除縁の設定を行うことを提案する.	2	93%	C

○解説○

　本 CQ では悪性軟部腫瘍根治切除後の局所再発率と生存率のアウトカムを重要視した．MRI 上の浸潤所見がこれらのアウトカムにどのように影響を与えるか，組織学的浸潤との対比も考慮した．

　浅在性（皮下）に発生した粘液線維肉腫や未分化多形肉腫の組織型に，しばしば MRI の STIR 像や造影 MRI の脂肪抑制像において腫瘍辺縁より筋膜上に沿って「tail sign」といわれる尾を引くような所見（図 1）を示すことがある[1〜7]．このような腫瘤形成を呈さない一見炎症様の画像所見と組織学的な腫瘍細胞の浸潤との強い関連が多く報告されており[1〜3,6,8]，標準的な広範切除を実施してもその多くが組織学的断端陽性となり，術後の高い局所再発率が報告されている[1〜6,9]．tail sign は粘液線維肉腫および未分化多形肉腫の組織型と浅在性の腫瘍局在との関連が示され，浸潤性悪性軟部腫瘍として認識されている[5,6]．MRI で tail sign を伴う軟部腫瘍を確認した際には，上記組織型の悪性軟部腫瘍を念頭に置いた対応が考慮される．

　悪性軟部腫瘍の標準的治療は組織学的な切除縁に腫瘍細胞の露出のない断端陰性（R0）の広範切

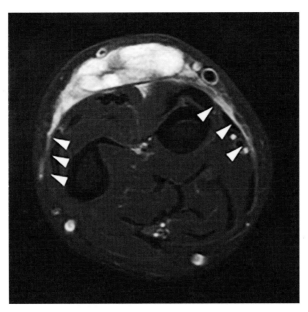

図 1　MRI 脂肪抑制造影像
尾を引くような浸潤所見（tail sign, 矢頭）を認める.

除である．切除縁に腫瘍細胞の露出のある断端陽性（R1）は有意に高い局所再発との関連が示され[10~13]，1,668 例の大規模な観察研究では断端陽性の 10 年の局所再発率は 23.9％と断端陰性の 9.2％と比して有意に（$p < 0.001$, HR 3.43）高いことが報告されている[13]．このような背景を考慮すると，上記の画像上浸潤所見を有する悪性軟部腫瘍に対しては，より良好な局所制御を得るためにはこれを考慮した切除縁の設定が望まれる．しかし浸潤性悪性軟部腫瘍の定義やどの程度の切除縁を設定すべきかなど，明確な治療方針は確立されていない．145 例の高悪性度悪性軟部腫瘍を解析し，このような浸潤性悪性軟部腫瘍の画像所見と組織学的所見との詳細な対比を行った報告がある．造影MRI の脂肪抑制が組織学的浸潤所見とより強い相関を示していると報告されている[6]．また，画像上の浸潤所見より最大で 2.3 cm 離れた部位まで組織学的浸潤を示しているとし，画像上の浸潤所見の先端より 2 cm の切除縁を確保することで 98％の断端陰性が得られるとしてこれを勧めている[6]．しかし，上記はすべて後ろ向きの観察研究であり，補助放射線療法の意義など明らかにされていないことが多く，今後前向きな研究が望まれる．多くの専門施設が造影 MRI の脂肪抑制像での浸潤所見からある一定の距離をとった広範切除を行うようになっており，切除後の広範囲な軟部欠損に対しては再建手術を必要とすることが多く，対応可能な施設での治療が必要となる．

文献

1）Fanburg-Smith JC, et al. Ann Diagn Pathol 1999; **3**(1): 1-10.
2）Kaya M, et al. Skeletal Radiol 2008; **37**(12): 1085-1090.
3）Imanishi J, et al. Anticancer Res 2016; **36**(5): 2339-2344.
4）Yoo HJ, et al. Eur Radiol 2014; **24**(8): 1749-1757.
5）Iwata S, et al. J Surg Oncol 2014; **110**(6): 707-711.
6）Iwata S, et al. J Surg Oncol 2018; **118**(3): 525-531.（追加文献）
7）Lefkowitz RA, et al. Skeletal Radiol 2013; **42**(6): 809-818.（追加文献）
8）White LM, et al. Int J Radiat Oncol Biol Phys 2005; **61**(5): 1439-1445.（追加文献）
9）Manoso MW, et al. Clin Orthop Relat Res 2006; **450**: 89-94.
10）Pisters PW, et al. J Clin Oncol 1996; **14**(5): 1679-1689.（追加文献）
11）Fleming JB, et al. J Clin Oncol 1999; **17**(9): 2772-2780.（追加文献）
12）McKee MD, et al. J Surg Oncol 2004; **85**(2): 68-76.（追加文献）
13）Biau DJ, et al. Cancer 2012; **118**(23): 5867-5877.（追加文献）

Clinical Question 11

悪性軟部腫瘍切除術において，出血コントロールを目的とした超音波切開凝固装置の使用は推奨されるか

推奨			
推奨文	推奨度	合意率	エビデンスの強さ
●悪性軟部腫瘍切除術において，出血コントロールを目的として超音波切開凝固装置を使用することを提案する.	2	100%	D

○解説○

　軟部腫瘍の切除術において，十分な出血コントロールを行うことは輸血の機会を減少させ，安全・的確な手術を施行するために極めて重要である．超音波凝固切開装置は，血管の剥離や露出を行うことなく，周囲の軟部組織ごと簡便に血管の収束的閉鎖と切断を行うことができるシーリングデバイスである．わが国では2008年に胸腔鏡下または腹腔鏡下による手術において保険収載されて以来，悪性腫瘍などにかかわる手術(開腹・開胸)，冠動脈・大動脈バイパス移植術，クローン病または潰瘍性大腸炎の再手術，バセドウ甲状腺腫などへと，出血のコントロールが求められる手術へ順次適用拡大が行われてきた．2018年からは四肢・躯幹軟部悪性腫瘍手術(K031)および骨悪性腫瘍手術(K053)においても保険適用となっている．

　肝悪性腫瘍においては，超音波凝固切開装置を用いることにより，統計学的有意差はなかったものの出血量の低下につながったという報告[1]がある．また，甲状腺全摘あるいは葉切除で，出血量や術後合併症を増加させることなく手術時間が有意に短縮した報告[2]や，悪性腫瘍に伴うリンパ節郭清および耳下腺腫瘍切除で，手術時間の短縮，出血量の軽減，術後血腫，リンパ漏などの予防に有用であったとの報告[3]がある．

　一方，悪性軟部腫瘍切除については，大腿部発生悪性軟部腫瘍において検討を行った報告[4]がある．この報告では，術中ターニケットを使用していた症例が含まれ，また使用群と比べ非使用群で辺縁切除の割合が高かったことから，術中出血量に差は認められなかったが，術後出血を減少させ，術後死腔部への滲出液貯留の予防や周術期輸血の軽減に効果的であったと報告されている．現在のところ，悪性軟部腫瘍手術における超音波凝固切開装置の出血コントロールや手術時間短縮効果を高いエビデンスレベルで示した報告はない．悪性軟部腫瘍切除において，超音波切開凝固装置の使用により出血量の軽減や手術時間を減少させることが可能か，今後質の高いエビデンス構築が望まれる．

文献

1) Wakayama K, et al. Surg Today 2016; **46**(10): 1224-1229.
2) Kuboki A, et al. Auris Nasus Larynx 2013; **40**(6): 558-562.（追加文献）
3) 清家卓也ほか．形成外科 2010; **53**(11): 1247-1252.
4) 山本憲男ほか．中部整災誌 2007; **50**(4): 705-706.（追加文献）

Clinical Question 12

手術可能な高悪性度軟部腫瘍に対して，周術期の補助化学療法は推奨されるか

推奨			
推奨文	推奨度	合意率	エビデンスの強さ
●手術可能な高悪性度軟部腫瘍に対して，周術期の補助化学療法を行うことを条件付きで推奨する．	2	100%	B

○解説○

　これまでに，悪性軟部腫瘍に対する手術単独と周術期補助化学療法のランダム化比較試験は20試験（術後補助化学療法19試験，術前補助化学療法1試験）が報告されているが，単独の比較試験として周術期化学療法の全生存における優越性を示し得たものはひとつのみである[1]．これらの比較試験は，組織型，発生部位，悪性度，深達度，腫瘍サイズなど試験対象や使用する化学療法レジメンの heterogeneity が大きいが，18試験を統合したメタアナリシスでは，全体として全生存の有意な改善を認めている．周術期化学療法による悪性軟部腫瘍患者の死亡のリスク軽減は6%（95% CI 2〜11%）である．また，無病生存のリスク軽減は10%（95% CI 5〜15%），局所再発のリスク軽減は4%（95% CI 0〜7%）と，いずれも周術期化学療法による有意なリスク軽減が得られていた[2]．doxorubicin，ifosfamide 併用化学療法にレジメンを限れば，悪性軟部腫瘍患者の死亡のリスク軽減は11%（95% CI 3〜19%）であり，無病生存のリスク軽減は12%（95% CI 3〜21%）と，より大きなリスク軽減が得られていた[2]．しかし，あらゆる発生部位，腫瘍サイズの悪性軟部腫瘍を対象とした過去最大規模の第Ⅲ相試験において，術後補助化学療法の有効性が検証されなかったこと[3]，上記メタアナリシスにおける周術期化学療法による生存の改善効果が6%と小さいことから，悪性軟部腫瘍全般に対してルーチンに周術期化学療法を行うことは推奨されない．

　一方，対象を四肢・体幹部の高悪性度，腫瘍サイズ5cm超，深部発生の悪性軟部腫瘍に限り，術前化学療法を行ったランダム化比較試験 ISG-STS1001 では，full dose の epirubicin，ifosfamide 併用の標準化学療法群と組織型別化学療法群の比較において，46ヵ月時点の全生存率は標準化学療法群が89%（95% CI 78〜99%），組織型別化学療法群が64%（95% CI 27〜100%）であり HR 2.687（95% CI 1.104〜6.940，$p = 0.034$）と，標準化学療法群が有意に良好であった[4]．また，46ヵ月時点の無病生存率についても，それぞれ62%（95% CI 48〜77%），38%（95% CI 22〜55%），HR 2.00（95% CI 1.22〜3.26，$p = 0.006$）と，標準化学療法群が有意に良好な成績であった[4]．手術単独との比較試験ではないものの，無効な化学療法レジメンに対し標準レジメンによる術前化学療法の有効性が示された．無効な化学療法を手術単独と同等と考えれば，full dose の epirubicin，ifosfamide 併用の術前補助化学療法は，手術単独に優ることが示唆される．ただし，追跡期間が中央値12.3ヵ月時点での中間解析における結果であり，十分な観察期間を経た結果ではないことに注意を要する．また，ISG-STS1001 の結果は，高悪性度粘液型脂肪肉腫，滑膜肉腫，悪性末梢神経鞘腫瘍，平滑筋肉腫，未分化多形肉腫の5組織型に限定したものであることにも留意すべきである．すなわち，高悪性度，腫瘍サイズ5cm超，深部発生の悪性軟部腫瘍であっても，全組織型について標準レジメンによる術前化学療法の有効性が示されたわけではない．

　わが国で実施された四肢発生，高悪性度，腫瘍サイズ5cm超，深部発生の悪性軟部腫瘍に対

する doxorubicin，ifosfamide 併用術前術後化学療法の第Ⅱ相試験 JCOG0304 でも，5 年生存率 82.6%（95% CI 71.3〜89.7%），5 年無増悪生存率 63.8%（95% CI 51.3〜73.9%）と非常に良好であり，この結果は上記の STS1001 とほぼ同等である[5]．また，JCOG0304 の良好な治療成績は 10 年間の長期追跡においても保たれており，doxorubicin，ifosfamide 併用周術期化学療法の長期に安定した結果が示されている[6]．ただし，JCOG0304 は非ランダム化の単アーム試験であることに注意を要する．

　したがって，これらのエビデンスから判断し，悪性軟部腫瘍全般に対しルーチンに周術期化学療法を行うことは推奨されない．しかし，四肢・体幹部発生の粘液型脂肪肉腫，滑膜肉腫，平滑筋肉腫，UPS など比較的化学療法に対する感受性が期待できる組織型で，高悪性度，5 cm 超，深部発生の悪性軟部腫瘍に対する full dose のアントラサイクリン系薬，ifosfamide 併用の周術期化学療法であれば，その実施は推奨されると考えられる．

文献

1）Frustaci S, et al. J Clin Oncol 2001; **19**(5): 1238-1247.（追加文献）
2）Pervaiz N, et al. Cancer 2008; **113**(3): 573-581.
3）Woll PJ, et al. Lancet Oncol 2012; **13**(10): 1045-1054.（追加文献）
4）Gronchi A, et al. Lancet Oncol 2017; **18**(6): 812-822.
5）Tanaka K, et al. Jpn J Clin Oncol 2015; **45**(6): 555-561.
6）Tanaka K, et al. BMC Cancer 2019; **19**(1): 890.（追加文献）

Clinical Question 13

乳児線維肉腫に対して，周術期化学療法は推奨されるか

推奨			
推奨文	推奨度	合意率	エビデンスの強さ
●乳児線維肉腫に対して，周術期化学療法を行うことを条件付きで推奨する．	2	100％	D

○解説○

　乳児線維肉腫は1歳未満に好発する，乳児では最も頻度の高い悪性軟部腫瘍である．2005〜2012年に欧州で実施された50例の前向き観察研究の報告では，3年の無病生存率は84％，全生存率は94％であり，予後は良好な疾患である[1]．したがって，治癒後の整容面や機能面の温存を目指した治療戦略が重要となる．

　乳児線維肉腫においては，術前化学療法の実施により，機能温存手術が可能であった症例の報告がなされてきた[2〜4]．1979〜2005年に欧州の臨床試験に登録された56例の後方視的検討によると，初回手術においてR0切除が登録患者の22％，R1切除が27％，R2切除が47％で実施され，初回手術でR0またはR1切除が可能であったのはおよそ半数にとどまった[5]．遠隔転移を有する症例は4％と少数であった．化学療法の奏効率は75％，vincristine，actinomycin D併用療法（VA療法）の奏効率は71％であり，多くの症例で化学療法が奏効した．この年齢層において著明な成長障害をきたす放射線治療の使用は2％にとどまった．限局性症例の5年の無病生存率は81％，全生存率は89％であった．また，米国では1985〜2007年にNational Cancer Databaseに登録された乳児線維肉腫224例の後方視的検討が行われた[6]．治療内容としては，周術期化学療法が行われた割合は1985〜1991年には18％であったが，2003〜2007年では41％まで増加を認めた．5年以上経過観察された170例の無病生存率は90.6％であった．これらの症例のうち92例で断端の情報があり，55例が断端陰性，37例が断端陽性であった．5年無病生存率は断端陰性例，断端陽性例でそれぞれ90％，83.8％であり，断端陽性例で無病生存率の低下傾向がみられたが有意差はなかった．この結果から，機能面，整容面への影響が少なく切除可能であればR0切除が望ましいが，機能面や整容面への影響が大きい場合，R1切除についても許容されうると考察されている．このような報告に基づき，機能面や整容面の観点から切除困難な乳児線維肉腫に対して，術前に化学療法を実施し，機能温存手術を目指す治療戦略が取られるようになった．

　上記の機能温存を目指した治療戦略の妥当性を検証するため，欧州で2005〜2012年に前方視的観察研究が行われた[1]．この研究では，診断時に機能面や整容面の観点から切除困難な乳児線維肉腫においては，初回手術は生検にとどめ，VA療法を実施し，縮小後に切除を目指す方針で治療が実施された．初回手術で50例中11例にR0切除，8例にR1切除がなされ，31例に肉眼的腫瘍残存を認めた．R0切除の11例では再発を認めず，R1切除の8例中1例で局所再発をきたしたものの，再手術にて寛解を維持している．肉眼的残存を認めた31例中27例で化学療法が実施された．そのうち25例において最初にVA療法が実施され，その奏効率は68％であった．化学療法の実施により，7例でGrade 3以上の有害事象を認め，3例で肝中心静脈閉塞症，1例で末梢神経障害，1例で好中球減少と貧血，1例で腫瘍内出血を認めた．1例でactinomycin Dの100倍の過剰投与が行われ，支持療法にもかかわらず死亡している．化学療法を実施した71％の症例でアルキル化薬やアント

ラサイクリン系薬剤を用いずに長期合併症が少ないと考えられる VA 療法が実施された．化学療法後に機能面や整容面で問題の生じる手術が実施されたのは 3 例のみであった．3 年の無病生存率は 84％，全生存率は 94％であり，予後は良好であった．

以上の検討より，乳児線維肉腫においては，初回手術での機能温存切除が困難である場合，vincristine，actinomycin D からなる化学療法を実施し，腫瘍縮小が得られたのちに手術を行う方針が望ましい．R0 切除を目指した手術が行われるべきであるが，機能面や整容面の観点から R1 切除となった場合に，再発に十分に留意して経過観察を行う方針は取りうる．ただし，このような治療戦略の有効性はランダム化比較試験による検証がなされていないことに留意する必要がある．

最後にトロポミオシン受容体キナーゼ（TRK）阻害薬については，SCOUT 試験において，標準治療に不応であった 8 例の乳児線維肉腫症例に対して投与され，全例で部分奏効以上の効果が得られている[7,8]．わが国でも TRK 阻害薬が承認されており，①標準的な化学療法に不応で，かつ②切除不能，あるいは手術により整容面や機能面の問題が不可避である場合，TRK 阻害薬の使用も考慮される．ただし，TRK 阻害薬を乳幼児に投与した際の長期的な副作用については未知であり，予期しない副作用が発現する可能性があり，使用に際しては十分な検討が必要である．

文献

1) Orbach D, et al. Eur J Cancer 2016; **57**: 1-9.
2) Loh ML, et al. J Pediatr Hematol Oncol 2002; **24**(9): 722-726.
3) Ferguson WS. Expert Rev Anticancer Ther 2003; **3**(2): 185-191.
4) Akyuz C, et al. Tumori 2011; **97**(2): 166-169.
5) Orbach D, et al. J Clin Oncol 2010; **28**(2): 318-323.
6) Sulkowski JP, et al. Pediatr Surg Int 2013; **29**(8): 771-776.
7) DuBois SG, et al. Cancer 2018; **124**(21): 4241-4247.（追加文献）
8) Laetsch TW, et al. Lancet Oncol 2018; **19**(5): 705-714.（追加文献）

Clinical Question 14

小児・思春期の滑膜肉腫に対して，周術期化学療法は推奨されるか

推奨			
推奨文	推奨度	合意率	エビデンスの強さ
●小児・思春期の滑膜肉腫に対して，周術期化学療法を行わないことを条件付きで推奨する．	2	92%	D

○ 解説 ○

　滑膜肉腫においては，周術期化学療法が予後を改善させる可能性を示唆する報告[1~3]と，周術期化学療法の意義は不明であるとする報告[4~13]があり，5 cm 以上の限局性症例や転移性症例における周術期化学療法の位置づけは明確ではない．しかし，顕微鏡的完全切除（R0 切除）された 5 cm 未満の滑膜肉腫については，化学療法や放射線治療を行わずに良好な予後が期待できることを示唆する後方視的検討が欧州から相次いだ．1991〜2006 年に英国 Children's Cancer and Leukaemia Group（CCLG）に登録され治療された 77 例の滑膜肉腫例のうち，21 例の切除された 5 cm 未満の限局性症例では，化学療法や放射線治療を実施せず 19 例が再発なく生存しており，1 例が局所再発，1 例が肺転移再発したが，2 例とも再寛解にいたっている[14]．1984〜2003 年に SIOP-MMT で実施された MMT-84，89，95 の 3 つの試験で登録された滑膜肉腫 88 例の解析では，切除された 5 cm 未満の限局性症例が 17 例含まれていた[15]．そのうち，局所治療の内容がわかっている 15 例では，化学療法や放射線治療は 13 例で実施されず，3 例が局所再発をきたしたが，追加治療によりいずれも再寛解にいたっている．放射線治療が実施された 2 例はともに遠隔転移再発をきたした．1975〜2002 年にドイツおよびイタリアの臨床試験に登録され肉眼的切除がなされた 150 例のうち，48 例が 5 cm 未満の限局性症例であった[16]．化学療法はすべての症例において実施され，放射線治療は診断時に R0 切除された症例全体の 50% に実施された．4 例で局所再発をきたしたが，遠隔転移再発はなかった．また，5 年無イベント生存率は，放射線治療を受けた群，受けなかった群でそれぞれ 90%，95% と有意差はなかった．

　以上より，切除された 5 cm 未満の限局性症例での遠隔転移再発はまれであること，再発をきたした場合でも再寛解にいたる症例が多いことが明らかとなった．このような解析結果を受けて，欧州 EpSSG の主導した NRSTS2005 試験[17]と米国 COG の主導した ARST0332 試験において，5 cm 未満の R0 切除された滑膜肉腫では，手術のみで治療終了とされた．これら 2 つの前向き臨床試験の統合解析では，COG の臨床試験に登録された 36 例，EpSSG の臨床試験に登録された 24 例が解析対象となった[18]．3 年無イベント生存率は 90% であり，すべてのイベントは局所再発であった．すべての再発症例は再寛解導入され，全生存率は 100% であり，手術のみで良好な治療成績が得られていることから，周術期の化学療法，放射線療法が不要であることを示唆する結果であった．

　したがって，5 cm 未満の R0 切除された滑膜肉腫においては，手術のみで良好な予後が期待され，急性毒性，長期合併症が生じる化学療法，放射線治療は実施しないことが提案される．ただし，ランダム化比較試験による検証が行われていないため，上記条件の滑膜肉腫の周術期化学療法に関するエビデンスは十分でなく，個々の症例において周術期化学療法の必要性について検討されるべきである．また，上記条件以外の滑膜肉腫において，周術期化学療法の位置づけは定まっていない．

文献

1）Ladenstein R, et al. Cancer 1993; **71**(11): 3647-3655.
2）Pappo AS, et al. J Clin Oncol 2005; **23**(18): 4031-4038.
3）Scheer M, et al. Pediatr Blood Cancer 2016; **63**(7): 1198-1206.
4）Mulder RL, et al. Cochrane Database Syst Rev 2015; (9): CD006300.
5）Ferrari A, et al. Cancer 2004; **101**(3): 627-634.
6）Okcu MF, et al. J Clin Oncol 2003; **21**(8): 1602-1611.
7）Dantonello TM, et al. J Clin Oncol 2009; **27**(9): 1446-1455.
8）Okcu MF, et al. Med Pediatr Oncol 2001; **37**(2): 90-96.
9）Koh KH, et al. Orthopedics 2009; **32**(11): 824.
10）Italiano A, et al. Ann Oncol 2009; **20**(3): 425-430.
11）Yaser S, et al. Med Oncol 2014; **31**(6): 958.
12）Al-Hussaini H, et al. Sarcoma 2011; **2011**: 231789.
13）Datta J, et al. Surg Oncol 2017; **26**(2): 117-124.
14）Brennan B, et al. Pediatr Blood Cancer 2010; **55**(1): 85-90.
15）Orbach D, et al. Pediatr Blood Cancer 2011; **57**(7): 1130-1136.
16）Brecht IB, et al. Pediatr Blood Cancer 2006; **46**(1): 11-17.
17）Ferrari A, et al. Ann Oncol 2015; **26**(3): 567-572.
18）Ferrari A, et al. Eur J Cancer 2017; **78**: 1-6.

Clinical Question 15

悪性軟部腫瘍に対して，周術期の補助放射線療法は推奨されるか

推奨			
推奨文	推奨度	合意率	エビデンスの強さ
●悪性軟部腫瘍に対して，周術期の補助放射線療法を行うことを提案する．	2	100%	C

○解説○

　本項では，悪性軟部腫瘍に対して，周術期の補助放射線療法は推奨されるかというCQを設定し，局所再発率の低下・全生存率の改善・有害事象の発生・長期合併症の発症・QOLの低下をアウトカムとして検討を行った．

　悪性軟部腫瘍における治療の中心は外科療法であるが，四肢の切断や広範切除による根治率の向上が報告される一方で，患肢温存や機能温存を図りつつ治療成績の向上を目指す治療開発が行われている．この流れのなかで集学的治療の一環として化学療法とともに，放射線療法の応用が検討されてきた．放射線療法は集学的治療のなかで手術と同じく局所療法であり，局所制御の向上と予後への貢献，副作用の軽減について検討されている．これまでに標準治療の確立に寄与してきた臨床試験の結果を表1に示す[1～5]．

　患肢温存や機能温存を意図した手術に補助的治療として術後照射が追加されることにより，局所制御と機能温存が可能となることが報告されてきた[6,7]．1982年の報告で[1]，四肢の高悪性度軟部腫瘍に対し切断と患肢温存術および60～70Gyの外部照射の併用を検討した結果，局所再発率は患肢温存および照射群で15%であり（$p = 0.06$），患肢温存術は悪性軟部腫瘍の新たな標準治療と考えられた．

　放射線の選択肢としては外部照射と小線源治療があり，照射時期の選択肢としては術前照射と術後照射が検討される．X線による外部照射についてNational Cancer Instituteによる長期の検討が行われている[2,3]．局所制御に関しては術後照射の追加により局所再発を低減したことが長期の経過観察によって確認されている．小線源治療でも術後照射の追加で5年局所無再発率を69%から82%に向上させたことが報告されており（$p = 0.04$）[4]，よりよい線量集中性を期待して外部照射との併用を含めた応用が検討されている．術後照射と術前照射の選択についてはCQ 16に記載するが，局所制御率について有意差はないとする報告が多い[5]．

　放射線療法の併用により局所制御が向上しても生存率の改善には寄与していないことが多くの研究で報告されている（表1）．National Cancer Institute（NCI）の報告で5年生存率は88%および83%と有意差なく（$p = 0.99$）[1]，NCIによる長期追跡研究でも10年および20年生存率は温存術単独群で77%と64%であったのに対し，放射線療法併用群で82%と71%であり有意差を認めなかった（$p = 0.22$）[3]．小線源治療による報告も生存率の有意差は認めていない[4]．一方で，Surveillance, Epidemiology, and End Results（SEER）データベースの解析では放射線治療例の生存率改善への貢献が示されている[8]．1988～2005年に登録された6,960例の解析であり，20歳以下や転移症例を除いた患肢温存術例に対し47%で放射線療法が実施されていた．低悪性群で41.3%の実施率であったのに対し高悪性群では71.2%の実施率であった（$p < 0.001$）．高悪性群では3年生存率が非照射例で63%であったのに対し照射例では73%に改善しており（$p < 0.001$），腫瘍径が5 cmを超える

表1 悪性軟部腫瘍に対する放射線療法を含む臨床試験

著者および症例数	治療内容	局所再発	生存期間
National Cancer Institute [1] N＝43（四肢）	doxorubicin, cyclophosphamide, methotrexate ＋　切断　LSS＋外部照射60〜70Gy	0%（0/16） 15%（4/27），p＝0.06	overall survival（5year） 88% 83%，p＝0.99
National Cancer Institute [2,3] N＝141（四肢）	high grade（N＝91） doxorubicin, cyclophosphamide＋　LSS　LSS＋外部照射63Gy low grade（N＝50）　LSS　LSS＋外部照射63Gy	19%（9/47） 0%（0/44），p＝0.003 33%（8/24） 4%（1/26），p＝0.016	overall survival（10year） 74% 75%，p＝0.71 92% 92% overall survival（20year） LSS：64% LSS＋外部照射63Gy：71% （p＝0.22）
Memorial Sloan-Kettering Cancer Center [4] N＝164（四肢＋体幹部）	high grade（N＝119）　LSS　LSS＋小線源治療42〜45Gy low grade（N＝45）　LSS　LSS＋小線源治療42〜45Gy	30%（19/63） 9%（5/56），p＝0.01 26%（6/23） 36%（8/22），p＝0.53	全症例の disease-free survival（5year） 81% 84%，p＝0.65
Canadian Sarcoma Group [5] N＝190（四肢）	術前照射50Gy＋LSS LSS＋術後照射66Gy	5年局所再発率 7% 8%，p＝NS	overall survival（5year） 73% 67%，p＝0.48

LSS：limb-sparing surgery

症例では非照射例の3年生存率が53%あったのに対し照射例では66%と延長していた（$p < 0.001$）．多変量解析でも照射による予後の改善が示された（HR 0.67，95% CI 0.57〜0.79）．低悪性群では有意差を認めなかった．温熱療法を併用したEORTCによる臨床試験でも予後の改善が報告されており[9]，集学的治療による生存率の改善も今後期待されている．

　放射線療法の併用では照射範囲の線維化，浮腫，関節の拘縮，骨折，二次がんおよび術前照射例の創部合併症が知られている．National Cancer Instituteによる長期追跡研究では，局所制御への影響（12.5%から17%に増加，$p＝0.72$），浮腫（12%から25%に増加，$p＝0.31$）および機能への影響（12%から15%に増加，$p＝0.84$）が報告されており[3]，有意差はないものの副作用の増加が術後のQOLへ及ぼす影響が問題と考えられている．

　悪性軟部腫瘍の手術症例における局所制御や生存に関する予後因子は様々であり，多様性を考慮した治療戦略が重要と考えられている．1,225例の手術および放射線治療症例の検討では，局所制御率は5年83%，10年80%，15年79%であり，局所制御に関する予後因子として断端陽性，腫瘍占拠部位，年齢，腫瘍径，悪性度をあげている[10]．腫瘍径に関しては10 cm超を再発リスクとして記載しているが，5 cmとする報告もあり[11]，確立した基準は示されていない．切除縁が局所制御に最も重要とする報告では[12]，注意深い症例選択により補助的放射線療法が不要な症例があることを指摘している．

　悪性軟部腫瘍の周術期の補助放射線療法（術前照射・術後照射）は，欧米では多くの症例で併用さ

れている治療であるが，わが国では併用すべき症例のコンセンサスが確立していないことや，局所制御率の改善はあるものの予後の改善が明らかでないこと，副作用の増加が避けられないことより，対象を慎重に検討することが通常である．よって本ガイドラインにおいても，これまで報告のある予後因子と副作用を慎重に検討したうえでの提案とした．術前照射・術後照射の選択については別項（CQ 16）で検討する．

文献

1) Rosenberg SA, et al. Ann Surg 1982; **196**(3): 305-315.（追加文献）
2) Yang JC, et al. J Clin Oncol 1998; **16**(1): 197-203.（追加文献）
3) Beane JD, et al. Ann Surg Oncol 2014; **21**(8): 2484-2489.
4) Pisters PW, et al. J Clin Oncol 1996; **14**(3): 859-868.（追加文献）
5) O'Sullivan B, et al. Lancet 2002; **359**(9325): 2235-2241.
6) Lindberg RD, et al. Cancer 1981; **47**(10): 2391-2397.
7) Leibel SA, et al. Cancer 1982; **50**(6): 1076-1083.（追加文献）
8) Koshy M, et al. Int J Radiat Oncol Biol Phys 2010; **77**(1): 203-209.（追加文献）
9) Issels RD, et al. Lancet Oncol 2010; **11**(6): 561-570.（追加文献）
10) Zagars GK, et al. Cancer 2003; **97**(10): 2530-2543.（追加文献）
11) Schreiber D, et al. Am J Clin Oncol 2012; **35**(1): 13-17.
12) Baldini EH, et al. J Clin Oncol 1999; **17**(10): 3252-3259.（追加文献）

Clinical Question 16

悪性軟部腫瘍に対する補助放射線療法として，術前照射と術後照射のいずれが推奨されるか

推奨			
推奨文	推奨度	合意率	エビデンスの強さ
●悪性軟部腫瘍に対する補助放射線療法として，術前照射と術後照射のいずれかが最適とはいえない．	―	―	C

○解説○

　本 CQ は悪性軟部腫瘍に対する補助放射線療法として，術前照射と術後照射のいずれが優れているかを，局所再発率の低下・全生存率の改善・有害事象の発生・長期合併症の発症・QOL の低下をアウトカムとして検討を行った．

　悪性軟部腫瘍に対する周術期の放射線療法の選択肢には術前照射と術後照射がある．それぞれの特徴を表 1 にまとめる．術後照射では，利点のひとつに手術により得られた情報を利用できることがある．病理診断や切除縁や浸潤範囲や血管・リンパ管浸潤に関する情報，化学療法の効果に関する情報は照射体積や総線量の決定に重要な因子と考えられている．

　放射線療法は集学的治療のなかで手術と同じく局所療法であり，局所制御への貢献を中心に検討されてきた．術前照射と術後照射の比較に関しては，2002 年に O'Sullivan らにより報告された National Cancer Institute of Canada（NCIC）試験がある[1]．50Gy の術前照射と 66Gy の術後照射を創部合併症の有無を primary endpoint として比較検討し，創部合併症発生率は術前照射 35％に対し術後照射 17％（$p = 0.01$）であったことが報告されている．下肢，特に大腿を対象とする場合の問題点が指摘された．Grade 2 以上の線維化を認めた症例は術前照射 31.5％に対し術後照射 48.2％と高く（$p = 0.07$），リンパ浮腫は術前照射 15.5％に対し術後照射 23.2％，関節拘縮は術前照射 17.8％に対し術後照射 23.2％と報告されている．治療因子としては照射野の大きさが線維化（$p = 0.002$）や関節拘縮（$p = 0.006$）と関与していた．術前照射と術後照射は対象となる腫瘍の状況が異なり，比較試験による研究は難しいと考えられている．観察研究による両者の比較では，局所制御率や創部合併症発生率に有意差はなかったとする報告もある[2]．

　骨軟部腫瘍の放射線療法では，創部合併症や長期経過で問題となる線維化，リンパ浮腫，関節拘縮が代表的な副作用である．さらに，照射体積に骨が含まれる場合大きな問題となるのが骨折のリ

表 1　術前照射と術後照射の比較

術前照射	術後照射
照射体積の決定において肉眼的腫瘍体積が明らかである	治療計画において手術所見，病理所見など豊富な情報を参照可能である
総線量は術後照射より低い 照射体積は術後照射により小さいことが多い	総線量は術前照射より高い 照射体積は術前照射より大きいことが多い
照射後の線維化や浮腫は術後照射より少ないが，創部合併症は多い可能性がある	照射後の線維化や浮腫は術前照射より多い

スクである．691 例の下肢悪性軟部腫瘍症例の放射線療法後に 31 例（4.5％）で骨折を認めたと報告されている[3]．骨折は平均 3 年で生じており，骨の平均線量は 45Gy と非骨折例の 37Gy より高値であったとされている．同報告では 40Gy 以上照射される体積を低減することでリスクが低下することを示した．骨折のリスクも骨の線量と照射体積が影響することを示している点が重要である．

　これまで施設ごと，臨床試験ごとに異なっていた悪性軟部腫瘍における放射線療法の標的体積であるが，2012 年に Haas らにより推奨される標的体積が報告された[4]．臨床試験および日常臨床において標準となる内容となっている．

　術前照射は 1 日 1 回 1.8〜2Gy の標準分割照射で総線量 50〜50.4Gy で計画される．肉眼的腫瘍体積（GTV）は MRI において造影される腫瘍を中心に設定される．臨床標的体積（CTV）は GTV の輪郭より頭尾側は典型的には 4 cm，他は 1.5 cm 外側に設定する．T2 強調画像上腫瘍周囲の浮腫を認める場合は CTV に含むように輪郭を調整する．病巣周囲に存在した腫瘍は 90％で T2 強調画像上の信号変化の範囲に存在していたことより，CTV にこの範囲を含むことが推奨された[5]．

　最近結果が報告された RTOG0630 は image-guided radiotherapy（IGRT）を応用し，マージンを縮小した標的体積を用いることにより，リンパ浮腫や線維化，関節拘縮の低減を目的とした臨床試験である[6]．CTV 設定の縮小が企図され，① intermediate〜high grade で 8 cm 以上の腫瘍では頭尾側は 3 cm，他は 1.5 cm 外側とし，②他の腫瘍では頭尾側は 2 cm，他は 1 cm 外側に縮小されており，計画標的体積（PTV）マージンも通常 1 cm が推奨されているところを 0.5 cm に縮小し設定されている．historical control と比較して遅発性毒性が少なかったと報告された．すなわち Grade 2 以上の遅発性有害事象が RTOG0630 では 2 年時点で 10.5％であり，NCI Canada SR2 の 37％に比べてより低率となったことが報告されている．

　術後照射は 1 日 1 回 1.8〜2Gy の標準分割照射で，予防的範囲に対し総線量 45〜50.4Gy で照射したのち，腫瘍床に対し 10〜16Gy を追加することが多く，総線量 60〜66Gy で計画される．断端陽性 154 例の検討では，局所制御には総線量が影響しており，総線量 64Gy 以下では 5 年局所制御が 66％であったのに対し 64Gy 超では 85％に改善していることが報告されている[7]．しかし総線量増加による有害事象増加のリスクを考慮し慎重な総線量増加を勧める報告もあり，術中留置高線量率組織内照射など様々な放射線療法が検討されている．GTV は腫瘍が切除されているため本来設定できないが，CTV を設定するために必要な術前の腫瘍占拠部位として術前の画像診断および手術記載を慎重に検討し，仮想の GTV を設定するとともに，その周囲に切除縁を設定する必要がある．CTV の設定についてはさらに議論があり，術前・術中の浸潤範囲に関する情報と病理報告を検討することとなる．CTV 設定における頭尾側 4 cm のマージンが術後照射で必要かどうか検討がなされている．

　術前照射と術後照射の選択には，局所制御向上のメリットと有害事象および経済的・時間的負担などのデメリットが比較検討されるべきであり，どちらを選択すべきかに関しては，さらに今後の検討が進められるべき課題である．

文献

1) O'Sullivan B, et al. Lancet 2002; **359**(9325): 2235-2241.
2) Kuklo TR, et al. Am J Orthop (Belle Mead NJ) 2005; **34**(2): 75-80.
3) Dickie CI, et al. Int J Radiat Oncol Biol Phys 2009; **75**(4): 1119-1124.（追加文献）
4) Haas RLM, et al. Int J Radiat Oncol Biol Phys 2012; **84**(3): 572-580.
5) White LM, et al. Int J Radiat Oncol Biol Phys 2005; **61**(5): 1439-1445.（追加文献）
6) Wang D, et al. J Clin Oncol 2015; **33**(20): 2231-2238.
7) Delaney TF, et al. Int J Radiat Oncol Biol Phys 2007; **67**(5): 1460-1469.（追加文献）

Clinical Question 17

遠隔転移を有する悪性軟部腫瘍患者において，原発巣の切除は推奨されるか

推奨			
推奨文	推奨度	合意率	エビデンスの強さ
●遠隔転移を有する悪性軟部腫瘍患者において，原発巣の切除を行うことを提案する．	2	100%	D

○解説○

　初診時に遠隔転移を有する悪性軟部腫瘍症例の治療方針の決定に際して，原発巣切除の是非やその時期に関しては，苦慮することが多い．現状は，主治医の経験をもとに，ケースバイケースで治療方針が決定されている場合が多いと考えられる．初診時遠隔転移例において，原発巣切除は原発巣に対する放射線照射と全身化学療法より優れているのか，原発巣切除に加えて化学療法を行うべきか，あるいは転移巣切除を優先すべきかなど，未解決の臨床課題である．

　本 CQ では，遠隔転移を有する悪性軟部腫瘍患者における原発巣切除の臨床的意義を，全生存期間の延長を主たるアウトカムとして検討した．

　結果として，遠隔転移を有する悪性軟部腫瘍に対する原発巣切除の意義を，全生存期間の延長をアウトカムとして研究したものは存在しなかった．

　今回，エビデンスの評価対象となった論文は 1 編のみであり，単変量解析では原発巣切除が生存延長の因子として報告されている[1]．この論文において解析対象となった症例数は計 47 例であり，転移巣も肺転移 26 例，リンパ節転移 7 例（非所属リンパ節転移 2 例を含む）など，コホートが比較的少数でありながら転移部位は多彩である．一方，多変量解析では原発巣切除は生存に影響を与える因子とはならなかった．予後不良因子としては CRP 値上昇，アルブミン低値，高齢があげられている．一方，15 種類，112 例の悪性軟部腫瘍を対象とした別の研究では，転移巣の部位や腫瘍の種類によって結果が変わる可能性も示唆されている[2]．本論文ではリンパ節転移症例のほうが肺転移症例に対して全生存期間が長いことから，リンパ節転移に対する外科的介入によって根治を目指すことは推奨されるものの，肺転移巣に対して外科的介入で根治を目指すことは難しく，外科的治療の主目的は疼痛制御など，緩和目的に限られるべきであると提案している．以上の 2 論文は病理学的背景も異なる，比較的少数のコホートであり，その結果の解釈には注意を要する．さらに，脂肪肉腫のみを扱った研究においては，原発巣と転移巣を同時に切除することが長期生存に寄与する可能性を示唆した論文がある[3]．しかし，この論文も 22 例と少数例のコホートであり，組織亜型も不明であるため，この論文のみから脂肪肉腫一般に対する積極的切除を推奨することはできない．しかし，初診時遠隔転移を有する悪性軟部腫瘍症例において原発巣と転移巣の切除を行った結果，長期生存が得られている症例が存在することも確かである．

　QOL に関しては，疼痛を有する症例において原発巣切除が症状緩和のために有利であるとする論文がある[2]．しかし，本論文においても放射線療法の疼痛制御効果についてはよく論じられているが外科的治療による疼痛制御についてはあまり論じられていない．

　以上より，現時点では本 CQ に答えうる十分なエビデンスはないと考えざるを得ない．しかし，原発巣切除による QOL の改善（疼痛緩和），原発巣と転移巣の切除により長期生存が得られる症例

が存在することは報告されており，反対に原発巣切除を否定するエビデンスも存在しない現状に鑑みると，個々の症例に応じて根治目的であるのか緩和目的であるのかなどを明確にしたうえで，原発巣切除を検討することは許容されると考えられる．本 CQ に関しては，さらなるエビデンスの蓄積が必要である．

文献

1) Nakamura T, et al. Anticancer Res 2017; **37**(6): 3137-3141.
2) Ferguson PC, et al. Cancer 2010; **117**(2): 372-379.
3) Illuminati G, et al. J Surg Oncol 2010; **102**(7): 827-831.

Clinical Question 18

遠隔転移を有する悪性軟部腫瘍患者において，転移巣の切除は推奨されるか

推奨			
推奨文	推奨度	合意率	エビデンスの強さ
●遠隔転移を有する悪性軟部腫瘍患者において，転移巣の切除を行うことを提案する．	2	100%	D

○解説○

　遠隔転移を有する悪性軟部腫瘍における原発巣切除に関する CQ 17 と同じく，遠隔転移を有する悪性軟部腫瘍における転移巣切除の是非やその時期に関しては，いまだ議論が多く，臨床の現場ではしばしばその判断に苦慮する．

　本 CQ では，遠隔転移を有する悪性軟部腫瘍に対する転移巣切除の臨床的意義を，全生存期間の延長，無増悪生存期間の改善，QOL の低下をアウトカムとして検討した．

　これまでの報告では，エビデンスレベルは低いものの，遠隔転移を有する悪性軟部腫瘍における転移巣切除術は，症例選択を適切に行えば，全生存期間延長効果と無増悪生存期間延長効果が期待できるとする論文が多い[1~9]．しかし，症例選択の具体的方法について論じた論文はない．

　今回検索した文献の多くは肺転移に関するものが多いが，未分化多形肉腫（UPS）の肺転移のみ扱った文献[8]，滑膜肉腫の肺転移のみを扱った文献[7]，脳転移のみを扱った文献[5]，肝転移のみを扱った文献[6]も含まれている．背景因子は異なっていても，遠隔転移を有する悪性軟部腫瘍における転移巣切除は，全生存期間延長効果と無増悪生存期間延長効果が期待できる，もしくは適切な症例選択を行えば期待できる，とする結論はほぼ一致していた．ただ，転移巣切除群と非切除群の間には，その背景（患者 PS，転移巣の数，原発巣の状況など）において大きなバイアスが存在することは認識しておく必要がある．

　QOL については手術群と非手術群を比較した論文は存在せず，QOL についてエビデンスをもとにして論ずることはできない．また，転移巣の切除に関する前向き RCT はない．

　以上より，エビデンスレベルとしては低いものの，多くの後方視的研究が一致して述べているごとく，遠隔転移を有する悪性軟部腫瘍患者においては，各々の条件を十分に検討したうえで，転移巣の切除を行うことを提案する．本 CQ に対してはさらなる研究が必要である．

文献

1）Rehders A, et al. Arch Surg 2007; **142**(1): 70-75; discussion 76.
2）Chudgar NP, et al. J Thorac Cardiovasc Surg 2017; **154**(1): 319-330.e1.
3）Robinson MH, et al. Br J Radiol 1994; **67**(794): 129-135.
4）Ueda T, et al. Cancer 1993; **72**(6): 1919-1925.
5）Espat NJ, et al. Cancer 2002; **94**(10): 2706-2711.
6）Marudanayagam R, et al. Eur J Surg Oncol 2011; **37**(1): 87-92.
7）Stanelle EJ, et al. J Pediatr Surg 2013; **48**(4): 757-763.
8）Suri RM, et al. Ann Thorac Surg 2005; **80**(5): 1847-1852.
9）Chudgar NP, et al. Ann Thorac Surg 2017; **104**(6): 1837-1845.

Clinical Question 19

悪性軟部腫瘍局所再発に対して，前回の手術瘢痕を含めた広範切除は推奨されるか

推奨			
推奨文	推奨度	合意率	エビデンスの強さ
●悪性軟部腫瘍局所再発に対して，前回の手術瘢痕を含めた広範切除を行うことを提案する．	2	92%	C

○解説○

　英国のガイドラインでは，悪性軟部腫瘍の局所再発が生じた場合には，追加治療の選択において，遠隔転移巣の有無を注意深く評価し，明らかな遠隔転移巣を認めない場合には，局所制御を目指し，十分な切除縁をもった追加切除や放射線照射を行うことが推奨されている[1]．

　前回の手術瘢痕を含めた切除を行うかについては，無再発生存率は前回の手術瘢痕の切除ありの群（検討76例）で81.5%，なしの群（検討29例）で68.2%であり，手術瘢痕の切除あり群がなし群より無再発生存率は高かったが有意差はなかった（$p = 0.34$）という報告と[2]，瘢痕切除例（検討105例）のほうが瘢痕非切除例（検討42例）に比べ局所治癒率（非再発率）が有意に高かった（$p = 0.0096$）という報告がある[3]．

　現在のところ，悪性軟部腫瘍局所再発に対して，前回の手術瘢痕をすべて含めた広範切除を行うべきかどうかに関して，検討された高いエビデンスレベルの報告はない．しかし，悪性軟部腫瘍の再発を繰り返すことによる局所の機能障害，生命予後悪化などの患者不利益の可能性を考えれば，患者の全身状態不良や，重要臓器に隣接する再発の場合などの広範切除の施行が不可能な場合や，機能を著しく損なうリスクが高い場合を除き，悪性軟部腫瘍局所再発に対して，前回の手術瘢痕を含めた広範切除術を施行することを考慮してもよいと考えられる．

文献
1) Dangoor A, et al. Clin Sarcoma Res 2016; **6**: 20.
2) Sugiura H, et al. J Orthop Sci 2014; **19**(1): 141-149.
3) 小柳広高ほか．日整会誌 2009; **83**(1): 22-27.

Clinical Question 20

切除不能進行・再発悪性軟部腫瘍に対して，薬物療法の実施は推奨されるか
その場合，一次治療として doxorubicin 単剤は推奨されるか

推奨			
推奨文	推奨度	合意率	エビデンスの強さ
1）切除不能進行・再発悪性軟部腫瘍に対して，薬物療法を行うことを提案する．	2	100%	C
2）一次治療として doxorubicin 単剤の使用を推奨する．	1	89%	B

○解説○

　切除不能進行・再発悪性軟部腫瘍に対する薬物療法について，特に生存率を検討した比較試験は限定的である．

　一次療法として化学療法と best supportive care（BSC）を比較したランダム化比較試験（RCT）はない．大規模観察研究としては，Royal Marsden Hospital にて 488 例に化学療法が行われ，組織型は平滑筋肉腫 35%，滑膜肉腫 13%，脂肪肉腫 10%，未分化多形肉腫（UPS）10% などであった．治療は 61% が単剤（doxorubicin 単剤 46%），併用は doxorubicin + ifosfamide が 31% であった．奏効率 33%，stable disease（SD）22%，clinical benefit 55% で，生存期間中央値は 12 ヵ月であった．併用療法のほうが単剤より生存期間（overall survival：OS）が長かった（11 ヵ月 vs. 16 ヵ月）．予後不良因子としては年齢（> 60 歳），骨転移，脂肪肉腫・滑膜肉腫以外，単剤投与があげられた[1]．さらに同病院における 65 歳以上の悪性軟部腫瘍 120 例の検討では組織型は未分化多形肉腫 30%，平滑筋肉腫 27%，血管肉腫 14% などで，半数で doxorubicin 単剤，13% で paclitaxel が投与され，奏効率は 20%，SD 20%，clinical benefit 40% であり，OS 中央値は 6.5 ヵ月であった[2]．さらに 2,185 例の臨床試験における doxorubicin・epirubicin 単剤あるいは併用治療の生命予後因子検索では，PS 良好，肝転移なし，組織グレード低，診断後治療開始までの期間が長い，若年が予後良好因子とされた．なお良好な奏効率に関与する因子としては，肝転移なし，若年，組織グレード高，脂肪肉腫があげられた[3]．

　一次療法として doxorubicin 単剤と併用療法あるいは他の治療と比較した RCT は多く行われている．これらの RCT 27 試験を集めたメタアナリシスが行われ，奏効率（OR 1.11, 95% CI 0.85〜1.46, $p = 0.45$），無増悪生存期間（progression-free survival：PFS）［HR 1.02, 95% CI 0.91〜1.13, $p = 0.74$］，OS（HR 0.97, 95% CI 0.91〜1.03, $p = 0.28$）といずれも有意差は認められなかった[4]．また，doxorubicin 単剤と doxorubicin を含む併用療法との 14 RCT に限定したメタアナリシスにおいては，奏効率（OR 0.76, 95% CI 0.60〜0.97, $p = 0.03$），PFS（HR 0.91, 95% CI 0.85〜0.99, $p = 0.02$）は併用療法で有意に良好であったが，OS（HR 0.92, 95% CI 0.82〜1.03, $p = 0.13$）では有意差は認められず，G3 以上の有害事象の発生は併用療法で有意に高頻度であった[4]．

　EORTC が行った doxorubicin 単剤（75 mg/m^2 D1 or for 72 hours）と doxorubicin + ifosfamide 併用療法（25 mg/m^2 × 3d，2.5 g/m^2 D1〜4）との 455 例（平滑筋肉腫 25%，滑膜肉腫 14%，脂肪肉腫 13%）の比較試験において，OS 中央値は 12.8 ヵ月 vs. 14.3 ヵ月（HR 0.83，$p = 0.076$）と有意差は認められなかった．なお，奏効率（13% vs. 27%）および PFS（HR 0.74，$p = 0.003$）は併用療法が有

意に良好であった．G3～4 有害事象については発熱性好中球減少症（FN）（46％ vs. 13％），貧血（35％ vs. 4％），血小板減少（33％ vs. 1％）などが併用療法で有意に多かった[5]．また，ifosfamide の誘導体で低酸素状況で活性化する evofosfamide と doxorubicin の併用療法と doxorubicin 単剤との比較試験が 640 例の悪性軟部腫瘍患者において行われたが，OS（HR 1.06，$p = 0.527$），PFS（HR 0.85，$p = 0.099$）の改善は認められなかった．なお，滑膜肉腫では併用療法で OS が良好であった（HR 0.32）．併用療法では G3～4 有害事象が FN（18％ vs. 11％），貧血（48％ vs. 21％），血小板減少（14％ vs. 1％），口内炎（8％ vs. 2％）などで多かった[6]．

さらに，比較的高い奏効率が報告され平滑筋肉腫を中心に頻用されている gemcitabine + docetaxel（675 mg/m^2 D1，D8，75 mg/m^2 D8）と doxorubicin 単剤との比較試験が 257 例の悪性軟部腫瘍患者（子宮平滑筋肉腫 28％，子宮以外の平滑筋肉腫 19％，滑膜肉腫 5％，未分化 12％）において行われたが，奏効率（20％ vs. 20％），PFS（HR 1.28，$p = 0.06$），OS（HR 1.14，$p = 0.41$）ともに差が認められなかった．子宮平滑筋肉腫でも特に改善は認められなかった．G3～4 の有害事象は明らかな差がなく，QOL（EORTC QLQ-C30 および FA-13）も有意差がなかった[7]．

結論として，現状では一次治療の標準は doxorubicin 単剤ということになる．doxorubicin + ifosfamide 併用療法は，doxorubicin 単剤に対し奏効率と PFS が有意に良好であることから，腫瘍縮小による臨床的効果が期待される場合に推奨される．

二次治療においても，BSC との比較で OS の改善を認めた RCT はない．TRS（転写関連肉腫）に限れば，trabectedin による RCT 第Ⅱ相試験において，BSC と比較して PFS 中央値（0.9 ヵ月 vs. 5.6 ヵ月，HR 0.07，95％ CI 0.03～0.16，$p < 0.0001$）と OS 中央値（8.0 ヵ月 vs. NR，HR 0.42，95％ CI 0.18～0.98，$p = 0.04$）の有意な改善が認められている[8]．また，pazopanib と BSC の比較試験において，BSC と比較して PFS 中央値は 4.6 ヵ月 vs. 1.6 ヵ月（HR 0.31，95％ CI 0.24～0.40，$p < 0.0001$）と有意な改善を認めたが，OS 中央値は 12.5 ヵ月 vs. 10.7 ヵ月（HR 0.86，95％ CI 0.67～1.11，$p = 0.2514$）と有意な改善は認められなかった[9]．なお，QOL の改善も認められなかった．

一方，eribulin については，L-sarcoma（脂肪肉腫，平滑筋肉腫）における dacarbazine との比較試験において，PFS は有意な差が認められなかったが（HR 0.88，95％ CI 0.71～1.09，$p = 0.23$），OS については有意な改善が認められている（13.5 ヵ月 vs. 11.5 ヵ月，HR 0.77，95％ CI 0.62～0.95，$p = 0.0169$）．特に脂肪肉腫における OS の有意な改善が認められた（HR 0.51）[10]．Trabectedin についても L-sarcoma における dacarbazine との比較試験が行われたが，こちらは PFS の有意な改善（4.2 ヵ月 vs. 1.5 ヵ月，HR 0.55，95％ CI 0.44～0.70，$p < 0.001$）が認められるものの，OS の改善は認められなかった（12.4 ヵ月 vs. 12.9 ヵ月，HR 0.87，$p = 0.37$）[11]．

したがって二次治療においては組織型と，腫瘍縮小を目的にするか生存期間の延長を目的にするかで選択肢が異なると考えられる．

なお，2019 年に遺伝子パネル検査（FoundationOne™ CDx および OncoGuide™ NCC オンコパネルシステム）が承認され，肉腫を含めた希少がんにおける適用が期待される．OncoGuide の承認データとなった TOP-GEAR project においては解析された 230 例中，肉腫が 42 例，うち軟部肉腫が 35 例（19％）が含まれていた[12]．また，2 つの検査で検出可能な NTRK 融合遺伝子を持つ腫瘍として乳児型線維肉腫（infantile fibrous tumor）および種々の成人軟部肉腫が報告されており，TRK 阻害薬が有効なことが報告されている．2019 年 Entrectinib が NTRK 融合遺伝子を持つ固形腫瘍に承認され[13]，そのコンパニオン検査として FoundationOne が承認された．しかし，現状では軟部肉腫において遺伝子パネル検査によって有効な治療が見い出される可能性は，NTRK の他には炎症性筋線維芽細胞性腫瘍（inflammatory myofibroblastic tumor）に対する ALK 阻害薬[14]などを除いては低い状況である．たとえば，FoundationOne を行った肉腫 102 例中 16 例でパネル検査結果

に基づいて分子標的治療が行われたが部分寛解にいたったのは1例のみであったと報告されている[15].現状ではすべての軟部肉腫患者に遺伝子パネル検査を推奨すべきとはいえず,現在改訂中の「次世代シークエンサーなどを用いた遺伝子パネル検査に基づくがん診療ガイダンス」でも「がんゲノムプロファイリング検査はどのような患者に行うべきか」というCQに対する結論は出ていないようである[16].

文献

1) Karavasilis V, et al. Cancer 2008; **112**(7): 1585-1591.
2) Yousaf N, et al. Clin Sarcoma Res 2015; **5**: 10.
3) Van Glabbeke M, et al. J Clin Oncol 1999; **17**(1): 150-157.
4) Tanaka K, et al. PLoS One 2019; **14**(1): e0210671.（追加文献）
5) Judson I, et al. Lancet Oncol 2014; **15**(4): 415-423.
6) Tap WD, et al. Lancet Oncol 2017; **18**(8): 1089-1103.
7) Seddon B, et al. Lancet Oncol 2017; **18**(10): 1397-1410.
8) Kawai A, et al. Lancet Oncol 2015; **16**(4): 406-416.（追加文献）
9) van der Graaf WT, et al. Lancet 2012; **379**(9829): 1879-1886.（追加文献）
10) Schoffski P, et al. Lancet 2016; **387**(10028): 1629-1637.（追加文献）
11) Demetri GD, et al. J Clin Oncol 2016; **34**(8): 786-793.（追加文献）
12) Sunami K, et al. Cancer Sci 2019; **110**(4): 1480-1490.（追加文献）
13) Doebele RC, et al. Lancet Oncol 2020; **21**(2): 271-282.（追加文献）
14) Schoffski P, et al. Lancet Respir Med 2018; **6**(6): 431-441.（追加文献）
15) Groisberg R, et al. Oncotarget 2017; **8**(24): 39254-39267.（追加文献）
16) 日本臨床腫瘍学会・日本癌治療学会・日本癌学会.「次世代シークエンサー等を用いた遺伝子パネル検査に基づくがん診療ガイダンス」改訂版（案）（追加文献）

Clinical Question 21

切除困難な悪性軟部腫瘍に対して，粒子線治療は推奨されるか

推奨			
推奨文	推奨度	合意率	エビデンスの強さ
●切除困難な悪性軟部腫瘍に対して，粒子線治療を行うことを提案する．	2	86%	D

○解説○

　切除が可能な悪性軟部腫瘍は手術による広範切除が標準的治療である．したがって，粒子線治療は切除が非適応である悪性軟部腫瘍に行うことを考慮することになる．

　切除が非適応である悪性軟部腫瘍に対する放射線治療については，通常の放射線療法(X線やガンマ線)よりも粒子線治療(陽子線や重粒子線)のほうが有用であるとの報告が多い[1～9]が，十分なエビデンスはない．表1に治療に使用される放射線の特徴を示す．

　悪性軟部腫瘍における「切除非適応」の定義については決まったものはなくエビデンスも不十分であるが，重粒子線治療多施設共同臨床研究組織(J-CROS)の骨軟部腫瘍分科会では，切除非適応の定義を表2のように提案している(専門家によるコンセンサス)．

　粒子線治療の全生存期間については，多くの研究で成績良好と報告されている[1～9]．しかし，悪性軟部腫瘍に限った研究と悪性骨腫瘍を含んだ研究が混在していること，対象症例数が少ないことが問題である．また，介入の直接比較ではないためエビデンスレベルは低い．

　粒子線治療による局所制御は多くの研究で良好であると報告されている[1～10]．しかし，悪性軟部腫瘍に限った研究と悪性骨腫瘍を含んだ研究が混在していること，対象症例数が少ないことが問題である．また，介入の直接比較ではないためエビデンスレベルは低い．

　粒子線治療による重度の有害事象および長期合併症の発生は少ないと報告されている[1～8]が，部位別にみると症例数が少なく，介入の直接比較ではないためエビデンスレベルは低い．

　粒子線治療は，2016年に陽子線治療が小児腫瘍，重粒子線治療が切除非適応の骨軟部腫瘍で保険収載された．その後，2018年の改訂で陽子線治療は重粒子線治療と同じく，手術による根治的な治療法が困難である限局性の骨軟部腫瘍に対し根治的治療法として行った場合に算定されることとなった．2020年1月の時点で，日本には粒子線がん治療施設が23ヵ所(重粒子線：5ヵ所，陽子線：17ヵ所，重粒子と陽子線の両方：1ヵ所)ある．

　粒子線は治療可能な施設が少ないため患者が受診困難になる場合があることがデメリットである．以前は治療費が高額であること(先進医療で約300万円)もデメリットであったが，上記保険収載によって解消された．腸管穿孔などの有害事象を軽減するためにスペーサーを留置することが臨床的に行われている．従来用いられていた非吸収性スペーサーの粒子線治療後も体内に残り続けるという問題点を解決した吸収性スペーサーがわが国で開発され[11,12]，2019年12月にスペーサー留置術とともに保険収載された．今後広く普及し，治療成績の向上に寄与することが期待される(スペーサー留置について神戸陽子線センター出水祐介先生からご助言をいただいた)．

　陽子線と重粒子線の使い分けについて，現時点で十分なエビデンスはない．横紋筋肉腫やEwing肉腫などの化学療法と粒子線治療の併用が必要な円形細胞肉腫では併用療法が保険適用となっている陽子線治療を，線維肉腫や悪性末梢神経鞘腫瘍(MPNST)などの非円形細胞肉腫に対しては重粒

表1　治療に使用される放射線の特徴

	X線，ガンマ線	陽子線	炭素イオン線
種類	波	荷電粒子	荷電粒子
線量分布	＋	＋＋	＋＋＋
殺細胞効果 （生物学的効果比）	1.0	約1.1	約3.0

表2　切除非適応の定義

①病巣の局在から根治的切除不能と判断された
②根治的切除は可能であるが，既往症や全身状態が不良で切除不能と判断された
③根治的切除は可能であるが，術後の機能障害が大きく臨床的なメリットが少ないと判断された
④切除拒否

子線治療を行う傾向があるが，十分なエビデンスはない．

　悪性軟部腫瘍の発生部位や組織型，病態は症例ごとに様々であり，一概に放射線治療，粒子線治療の適応を決めることはできない．また，粒子線治療の長期合併症などについては不明な点も多い．現時点では粒子線治療施設は限られており，高額な医療でもあることから，乱用は避け，慎重に適応を決める必要がある．各分野の専門家からなるキャンサーボードによって症例ごとに粒子線治療の適応を議論して，原則的に「切除非適応の限局性の悪性軟部腫瘍」に限定して治療することが重要である．

文献

　1）Serizawa I, et al. Int J Radiat Oncol Biol Phys 2009; **75**(4): 1105-1110.
　2）Demizu Y, et al. Int J Radiat Oncol Biol Phys 2017; **98**(2): 367-374.
　3）Ladra MM, et al. J Clin Oncol 2014; **32**(33): 3762-3770.
　4）Jensen AD, et al. Radiat Oncol 2015; **10**: 109.
　5）Ladra MM, et al. Radiother Oncol 2014; **113**(1): 77-83.
　6）Leiser D, et al. Radiother Oncol 2016; **120**(1): 163-168.
　7）Weber DC, et al. Pediatr Blood Cancer 2016; **63**(10): 1731-1736.
　8）Imai R, et al. Cancer Med 2018; **7**(9): 4308-4314.（追加文献）
　9）Kamada T, et al. J Clin Oncol 2002; **20**(22): 4466-4471.
10）Vern-Gross TZ, et al. Int J Radiat Oncol Biol Phys 2016; **96**(5): 1070-1077.
11）Akasaka H, et al. Int J Radiat Oncol Biol Phys 2014; **90**(5): 1177-1185.（追加文献）
12）Sasaki R, et al. Adv Radiat Oncol 2019; **4**(4): 729-737.（追加文献）

Clinical Question 22

広範切除可能な高齢者悪性軟部腫瘍患者に対して，辺縁切除＋放射線照射は推奨されるか

推奨			
推奨文	推奨度	合意率	エビデンスの強さ
●広範切除可能な高齢者悪性軟部腫瘍患者に対して，辺縁切除＋放射線照射治療を行わないことを提案する．	2	100%	D

○解説○

　悪性軟部腫瘍に対しては広範切除が標準的治療である．しかし，高齢であること自体が予後不良因子である状況において，様々な機能低下を生じさせる可能性のある広範切除を高齢者に実施することが適切か，あるいは辺縁切除に放射線照射を追加することで局所制御率や生存率を低下させることなく，QOL を維持した治療を行うことが可能かは，重要な臨床的疑問である．

　悪性軟部腫瘍に対して，広範切除と辺縁切除＋放射線治療を比べた RCT はなく，また後方視的研究でも，欧米では放射線治療を実施することが標準的治療となっている施設が多いため，高齢者を対象として，広範切除＋放射線治療なしと辺縁切除＋放射線治療ありを比較した研究報告はほとんどない．

　65 歳以上の高齢者の悪性軟部腫瘍を対象とした後方視的研究では，未分化多形肉腫に限定すると辺縁切除＋放射線療法群と広範切除群に生存率に有意差がないとの報告がある[1]．一方，75 歳以上の悪性軟部腫瘍症例を対象とした後方視的研究では，1 cm 以下の inadequate margin 手術＋放射線療法群は，広範切除と比較すると生存率に負に影響すると報告されている[2]．

　3,400 例の悪性軟部腫瘍中で 80 歳以上 128 例と 80 歳未満を比較した研究では，128 例中手術を実施された症例は 50 例であり，放射線照射症例数も少ないため，その意義については解析不能とされている．放射線照射症例が少ない理由としては，放射線照射のために連日通院するのが困難と患者自身が判断したためと報告されている[3]．四肢悪性軟部腫瘍 317 例，年齢の中央値 62 歳（18〜86 歳）の解析では，術前放射線療法を併用すれば，切除縁が辺縁切除であっても広範切除と同等の局所制御率が得られた（5 年局所制御率：両者とも 95％）と報告されているが，高齢者に限定した研究ではない[4]．

　粘液型脂肪肉腫に絞った研究では，1〜3 cm のマージンで切除して放射線療法を追加した場合，非常に良好な局所制御率（97％）が得られたとされるが，対象が高齢者に限定されず，また 1〜3 cm のマージンが辺縁切除であるとはいえず，本 CQ に対してのエビデンスとはならない[5]．一方，粘液型脂肪肉腫 10 例 12 病変に対して辺縁切除あるいは腫瘍内切除を実施し，術後平均 59.2Gy を照射すると，術後平均 58 ヵ月の経過観察期間で全例局所再発を認めなかったとの報告がある[6]．組織型を限定すれば辺縁切除＋放射線治療が広範切除と同等の局所制御が得られる可能性があるが，前向きの臨床研究はほとんど実施されていないため現在のところエビデンスが弱い．

　以上から，現在の悪性軟部腫瘍に対する標準的手術治療である広範切除と比較して，高齢者に対して辺縁切除＋放射線療法を推奨するかどうかは Future Research Question であり，これまで報告されている年齢を限定しない悪性軟部腫瘍全般でのエビデンスに準じて，実施しないことを提案するにとどめる．

文献

1）森岡秀夫ほか. 骨・関節・靱帯 2004; **17**(3): 293-299.
2）中島浩敦ほか. 整形外科 2017; **68**(7): 625-629.
3）Boden RA, et al. Eur J Surg Oncol 2006; **32**(10): 1154-1158.（追加文献）
4）Dagan R, et al. Cancer 2012; **118**(12): 3199-3207.（追加文献）
5）Guadagnolo BA, et al. Int J Radiat Oncol Biol Phys 2008; **70**(3): 760-765.（追加文献）
6）Hatano H, et al. Anticancer Res 2003; **23**(3C): 3045-3049.（追加文献）

索　引

軟部腫瘍診療ガイドライン 2020（改訂第 3 版）

2005 年 6 月 1 日　第 1 版第 1 刷発行	監修者　日本整形外科学会
2010 年 3 月 10 日　第 1 版第 3 刷発行	編集者　日本整形外科学会診療ガイ
2012 年 3 月 5 日　第 2 版第 1 刷発行	ドライン委員会
2014 年 5 月 15 日　第 2 版第 2 刷発行	軟部腫瘍診療ガイドライン
2020 年 7 月 30 日　改訂第 3 版発行	策定委員会

発行者　小立鉦彦
発行所　株式会社 南 江 堂
〒113-8410 東京都文京区本郷三丁目 42 番 6 号
☎（出版）03-3811-7236　（営業）03-3811-7239
ホームページ　https://www.nankodo.co.jp/
印刷・製本 日経印刷

Japanese Orthopaedic Association (JOA) Clinical Practice Guidelines on the Management of
Soft Tissue Tumors, 3rd Edition
© The Japanese Orthopaedic Association, 2020

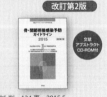

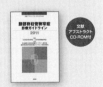